环曲面角膜接触镜验配实用指南

Toric Contact Lens Fitting Practice Guideline

组织编写 ◎ 中国眼镜协会
主　　编 ◎ 王海英　刘陇黔　瞿小妹

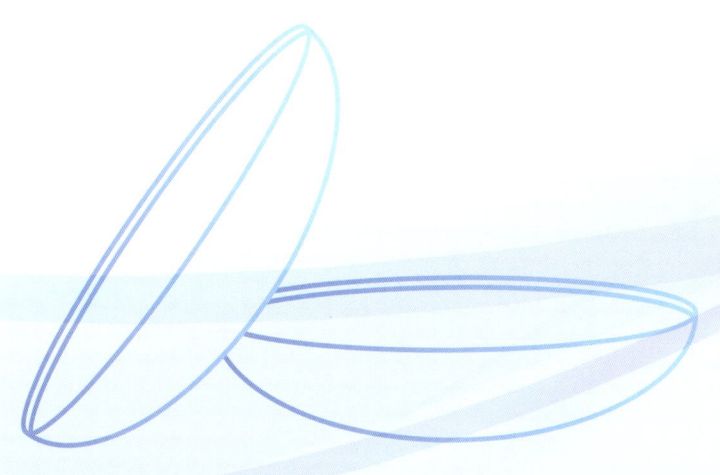

科学技术文献出版社
·北京·

图书在版编目（CIP）数据

环曲面角膜接触镜验配实用指南 = Toric Contact Lens Fitting Practice Guideline / 王海英，刘陇黔，瞿小妹主编；中国眼镜协会组织编写. -- 北京：科学技术文献出版社，2025.4. -- ISBN 978-7-5235-2339-1

Ⅰ．R778.3-62

中国国家版本馆CIP数据核字第2025UW3965号

环曲面角膜接触镜验配实用指南

策划编辑：蔡　霞　　责任编辑：蔡　霞　　责任校对：宋红梅　　责任出版：张志平

出　版　者	科学技术文献出版社	
地　　　址	北京市复兴路15号　邮编 100038	
编　务　部	（010）58882938，58882087（传真）	
发　行　部	（010）58882868，58882870（传真）	
邮　购　部	（010）58882873	
官 方 网 址	www.stdp.com.cn	
发　行　者	科学技术文献出版社发行　全国各地新华书店经销	
印　刷　者	北京地大彩印有限公司	
版　　　次	2025年4月第1版　2025年4月第1次印刷	
开　　　本	787×1092　1/16	
字　　　数	95千	
印　　　张	4.25	
书　　　号	ISBN 978-7-5235-2339-1	
定　　　价	68.00元	

版权所有　违法必究

购买本社图书，凡字迹不清、缺页、倒页、脱页者，本社发行部负责调换

编委会

主　　编　王海英　天津职业大学

　　　　　刘陇黔　四川大学华西医院

　　　　　瞿小妹　复旦大学附属眼耳鼻喉科医院

编　　者　（以姓氏拼音为序）

　　　　　郭　曦　北京远程视觉眼科门诊部有限公司

　　　　　贾　松　苏州市眼视光医院

　　　　　姜　珺　温州医科大学附属眼视光医院

　　　　　连　捷　硬核心（上海）管理咨询有限责任公司

　　　　　马　薇　四川大学华西医院

　　　　　尚建慜　复旦大学附属眼耳鼻喉科医院

　　　　　王彦君　天津职业大学

　　　　　许　薇　金陵科技学院

　　　　　杨　晓　中山大学中山眼科中心

　　　　　周佳奇　复旦大学附属眼耳鼻喉科医院

特别鸣谢

发布机构　中国眼镜协会

专业支持　全国视光职业教育教学指导委员会

　　　　　国际隐形眼镜教育者学会

教育支持　库博光学产品贸易（上海）有限公司

本指南仅供专业人士参考，内容版权归科学技术文献出版社有限公司和中国眼镜协会共同所有。

前 言

眼睛是我们与世界交流的窗户，清晰的视觉对于每一个人来说都是至关重要的，而散光的出现给一部分人的工作和生活带来了诸多不便与困扰。据统计，全球屈光不正的人群中约有 40% 的人患有一定程度（$\geq 0.75\,\mathrm{D}$）的散光。角膜接触镜是目前视力矫正优选方案之一，环曲面软性角膜接触镜则为有散光矫正需求的人群提供了更多选择。一直以来，关于环曲面软性角膜接触镜验配技术规范及相关知识的宣传相对较少，散光患者的验配率远低于其潜在配镜需求水平。

为进一步加强视光行业人才培养，提升行业环曲面软性角膜接触镜验配技术水平，为视光行业的高质量发展培养更多高素质技术技能人才，从而为患者提供更好的视光矫正服务，2023 年 7 月全国视光职业教育教学指导委员会（以下简称视光行指委）启动《环曲面角膜接触镜验配实用指南》项目。中国眼镜协会作为视光行指委主任委员单位，牵头组织众多理论知识和临床经验丰富、验配技术精湛的专家共同编撰了《环曲面角膜接触镜验配实用指南》，其内容涵盖散光基础理论、环曲面软性角膜接触镜设计及验配流程等。同时，国际隐形眼镜教育者学会为指南的编撰提供了学术资源和专业技术支持。

本指南内容丰富、全面、权威、实用易懂，可作为广大视光行业从业人员在环曲面软性角膜接触镜验配过程中的工具书。既能帮助一线验光师提高技术水平，也有利于视光专业学生的学习提升。希望本指南能够对提高行业在环曲面软性角膜接触镜验配方面的技术和服务水平起到积极作用。

在此，我们要特别感谢参与本指南编撰的各位专家和同人，是你们的辛勤付出和专业精神，保证了指南的质量和编撰工作的顺利开展。此外，还要特别感谢库博光学产品贸易（上海）有限公司对于整个指南项目的支持。

中国眼镜协会和视光行指委将继续发挥各自优势，运用好视光行业产教融合等平台，促进行业内教育、培训资源的共建、共享、共用，以高质量的研究、咨询、指导、服务，提升人才培养质量，加快推进新时代视光行业技能人才队伍建设。

中国眼镜协会理事长

目 录

- 第一章 散光的概念 ··· 01
- 第二章 散光的成因 ··· 03
  - 第一节 规则性散光的成因 ·· 03
  - 第二节 不规则性散光的成因 ·· 04
- 第三章 散光的分类 ··· 05
- 第四章 散光的症状 ··· 08
  - 第一节 散光对视力的影响 ·· 08
  - 第二节 散光对视功能的影响 ·· 09
- 第五章 散光的检查 ··· 12
  - 第一节 总散光的检查 ··· 12
  - 第二节 角膜散光的检查 ··· 15
- 第六章 散光的矫正方法 ·· 20
  - 第一节 球性软性角膜接触镜的应用 ·· 21
  - 第二节 环曲面软性角膜接触镜的应用 ·· 22
- 第七章 环曲面软性角膜接触镜的设计 ··· 24
  - 第一节 棱镜垂重法 ·· 25
  - 第二节 双薄周边法 ·· 26
  - 第三节 周边棱镜垂重法 ··· 26
  - 第四节 影响环曲面软性角膜接触镜稳定的因素 ································· 27

第八章　环曲面软性角膜接触镜的验配 ··· 29
第一节　验配环曲面软性角膜接触镜的基本设备 ······················ 29
第二节　验配环曲面软性角膜接触镜的基本流程 ······················ 29

第九章　环曲面软性角膜接触镜验配常见问题和处理 ····················· 39
第一节　戴镜后视物模糊的原因及处理 ····································· 39
第二节　戴镜后其他不适的原因及处理 ····································· 42

附　录 ··· 44
附录1　环曲面软性角膜接触镜验配处方测算案例 ·················· 44
附录2　环曲面软性角膜接触镜验配流程实践案例 ·················· 49
附录3　重要眼部参数测量 ··· 51
附录4　环曲面软性角膜接触镜验配沟通答疑 ·························· 53
附录5　市售主要环曲面软性角膜接触镜参数 ·························· 54

参考文献 ··· 59

第一章
散光的概念

角膜、晶状体、房水和玻璃体共同构成眼睛的屈光系统。光线通过瞳孔进入眼内，并经过屈光系统的折射使外界的物体成像在视网膜上。

一个弧形的面，通过其几何中心连接表面两端的径线称为子午线。如果一个面上所有子午线的曲率半径相同，这样的面称为球面；如果各子午线的曲率半径不同，这样的面则是环曲面（图1-1）。

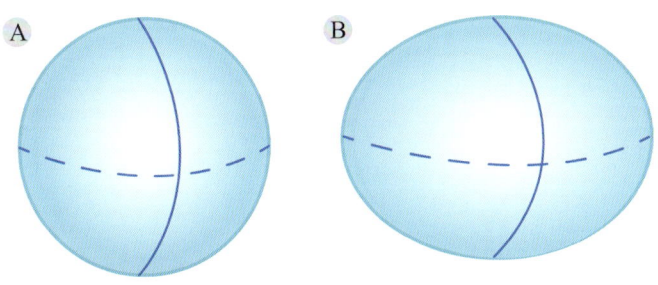

图1-1 球面（A）和环曲面（B）

对于正常的眼睛来说，大部分的光学像差都是低阶的，因此在日常矫正中只考虑这些（远视、近视和规则散光）是合理的。如果眼睛屈光系统为球面，平行光线进入眼睛后将形成一个焦点（图1-2）；但如果眼睛屈光系统的两条或多条子午线弯曲度不等，就会导致平行光线进入眼睛后不能形成一个焦点，这种屈光状态称为散光（图1-3）。

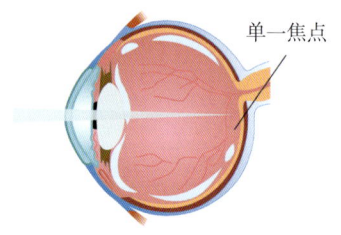 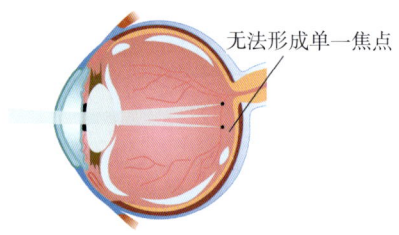

图 1-2　平行光线经过球面形成单一焦点　　图 1-3　平行光线经过环曲面无法形成单一焦点

近视或远视时，外界物体发出或反射进入眼睛的光线，不能聚焦在视网膜上，但仍能在视网膜前或视网膜后的一个平面上形成焦点。散光不能使外界物体发出或反射的光线进入眼睛后在一个平面上形成焦点，而是在不同的平面形成两条或多条焦线。

临床上最多见的散光是规则散光，即眼睛屈光系统中屈光力最大的子午线和屈光力最小的子午线相互垂直。平行光线进入眼睛后将在两个不同的平面形成互相垂直的两条焦线和焦线之间的一系列椭圆。两条焦线之间间隙的光束形态是圆锥形，称为史氏光锥（Sturm 光锥），如图 1-4 所示，前焦线为竖直线，后焦线为水平线，前焦线过渡到后焦线的过程中分别会出现竖直线、竖椭圆、圆、横椭圆和水平线，其中出现的圆被称为最小弥散圆。

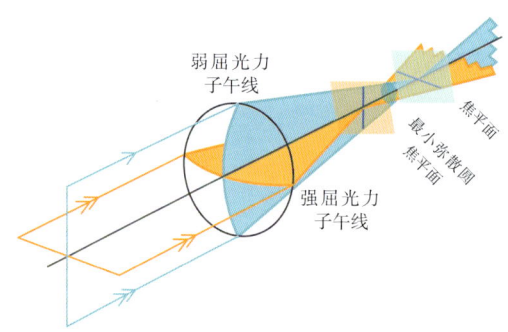

图 1-4　史氏光锥和最小弥散圆

散光是常见的屈光不正，根据流行病学调查结果，如果将 0.75 DC 作为需要矫正散光的划分界线，那么屈光不正的人群中大约有 45% 需要散光矫正[1]，低于 1.50 DC 的散光占比 70%～80%[2-3]。

第二章
散光的成因

散光一般在先天或后天眼球发育过程中形成，来源于角膜曲率差异、晶状体曲率差异或屈光介质偏斜等。角膜散光为最常见的散光类型，表现为角膜在不同子午线上曲率有差异，并表现出差异性的屈光力[4]。

如无病理性因素，学龄儿童至成年人的散光趋于稳定，散光度数和轴位变化较小[5-6]。一些特殊疾病也会影响角膜曲率，如圆锥角膜，会造成超出正常范围的大散光，且为不规则散光。

第一节 规则性散光的成因

眼球各屈光成分的子午线间存在差异，两条主子午线（屈光力最大和最小的子午线）相互垂直的散光为规则散光。这种散光可采用球柱联合镜片矫正。角膜两条主子午线之间曲率的差异是眼睛散光的主要来源[4]。

第二节 不规则性散光的成因

不规则性散光的眼球，其最大屈光力与最小屈光力的子午线轴向相差不等于90°，或主子午线多于两条[7]。不规则性散光通常由角结膜疾病（如圆锥角膜、翼状胬肉等）、外伤、瘢痕及手术、视网膜倾斜、晶状体偏斜或脱位等病理性原因导致的屈光介质形态及折射率差异所引起。

第三章 散光的分类

散光的分类方法很多，如按照散光的来源、散光的形态、最大屈光力子午线位置及焦线位置等方式进行分类。

①按照散光的来源，散光可分为角膜散光和眼内散光。

角膜散光是角膜呈环曲面形态导致的，可通过角膜曲率仪、角膜地形图仪、带曲率检查功能的电脑验光仪、生物测量仪等仪器测量获得。

大多数情况下，环曲面软性角膜接触镜通过调整角膜前表面的曲率来矫正角膜散光。

眼内散光主要为晶状体散光，无法测量，只能通过计算获得。通常晶状体散光量较小。

通过客观验光或主觉验光获得的散光为全眼散光（总散光），由角膜散光和眼内散光构成：

全眼散光 = 角膜散光 + 眼内散光。

②根据散光的形态，散光可分为规则性散光（图3-1）和不规则性散光（图3-2）；根据最大屈光力子午线位置，规则性散光又可分为顺规散光、逆规散光和斜轴散光（表3-1）。

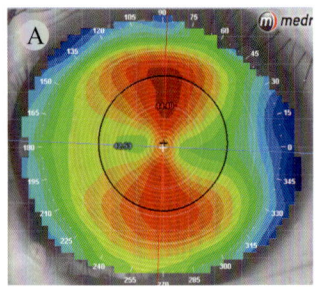 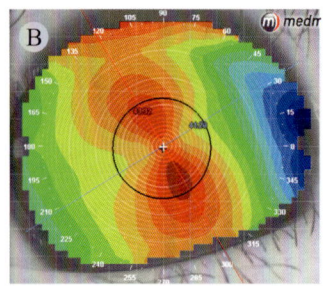 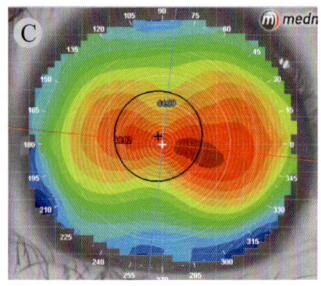

A. 顺规散光;B. 斜轴散光;C. 逆规散光。

图 3-1 角膜地形图显示规则性散光

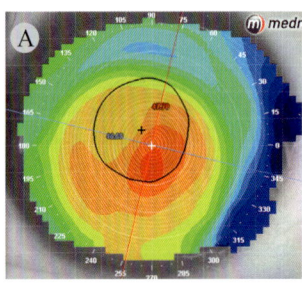 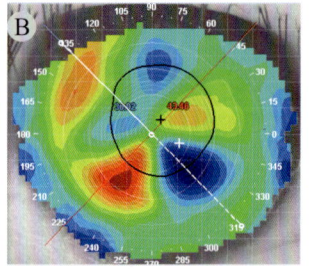

A. 不规则性散光:圆锥角膜;B. 不规则性散光:角膜移植术后。

图 3-2 角膜地形图显示不规则性散光

表 3-1 散光的分类

类型		特点	镜片选择
规则性散光	顺规散光	最大屈光力主子午线位于 90°±30° 位置,垂直子午线较陡,水平子午线较平	可采用光学球柱镜片、硬性透氧性角膜接触镜、环曲面软性角膜接触镜
	逆规散光	最大屈光力主子午线位于 180°±30° 位置,水平子午线较陡,垂直子午线较平	
	斜轴散光	最大屈光力主子午线位于 30°~60° 或 120°~150° 位置 如果角膜散光度数较高,镜片的中心定位较为困难	
不规则性散光		两条主子午线不正交,或者主子午线多于两条	硬性透氧性角膜接触镜或巩膜镜为优选

常用的负柱镜形式记录的散光处方中,轴位反映的是弱屈光力子午线方向(图 3-3)。例如,顺规散光的轴位记录为 180°±30°,逆规散光的轴位记录为 90°±30°。

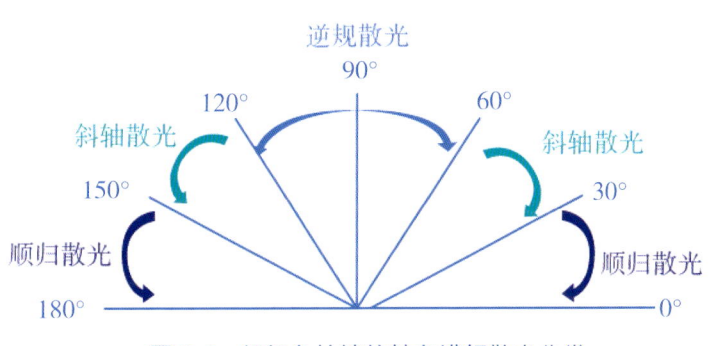

图 3-3 根据负柱镜的轴向进行散光分类

③根据前后焦线与视网膜的位置关系，散光可分为 5 种类型，具体如图 3-4 所示。

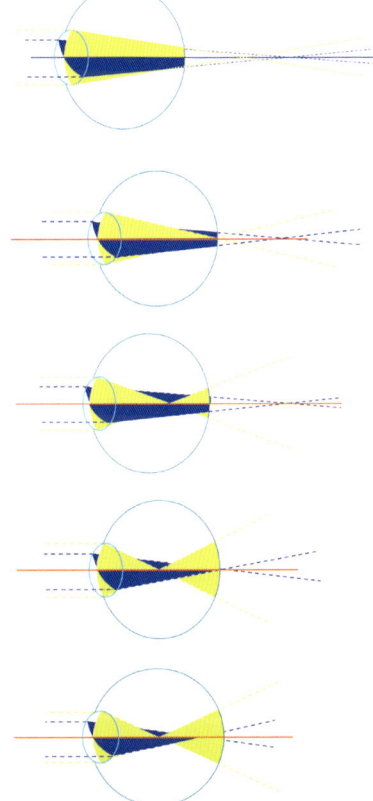

- 复合远视性散光

  两条子午线像位于视网膜后

- 单纯远视性散光

  一条子午线像位于视网膜上，另一条子午线像位于视网膜后

- 混合散光

  一条子午线像位于视网膜前，另一条子午线像位于视网膜后

- 单纯近视性散光

  一条子午线像位于视网膜上，另一条子午线像位于视网膜前

- 复合近视性散光

  两条子午线像位于视网膜前

图 3-4 根据焦线与视网膜的位置进行散光分类

第四章
散光的症状

外界的平行光线经过散光眼的屈光系统后不能聚焦在一个点上,会导致视网膜上物像不清晰,影响视力及视功能。

第一节 散光对视力的影响

视物模糊是最常见的散光症状之一。散光会导致远距离和近距离的视觉功能下降,可能在垂直、水平或对角线方向发生。视力模糊表现与散光主子午线方向有关,物像可能在某个方向上变得不清晰,落在视网膜上的物像相应地就会被拉长,光点变成线状。散光对视网膜图像质量影响的视觉模拟成像(OPD-Scan Ⅲ)如图 4-1 所示。

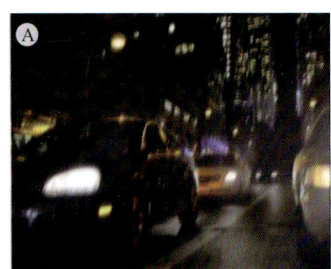 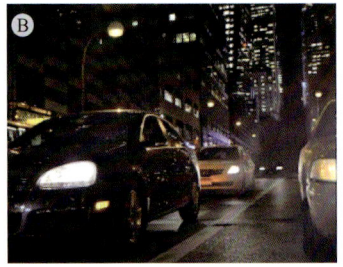

A. 散光(0.00 DS/−2.00 DC×165)模糊视觉;B. 散光矫正后的视觉。

图 4-1　视觉模拟成像(OPD-Scan Ⅲ)

即使是中低度散光（≤ –1.00 DC）也会影响视觉表现，并容易导致视疲劳。较高的散光（≥ –1.25 DC）通常会造成更显著的视觉影响[8]。散光对远距离视力的影响更加明显，随着散光度数增加，远距离视力呈线性下降趋势。通常散光每增加 1.00 DC，远视力表下降 1～2 行[9]。

散光的轴位对视力也有影响。一些研究发现顺规散光对视力的影响较小，而逆规散光和斜轴散光在某些情况下可能会导致较差的视力表现[10-11]。

散光对视力的作用也会受一系列因素影响，例如正在进行的视觉任务类型、年龄、眼睛像差、瞳孔大小、眼睛的调节状态、神经对散光的适应水平及个人对模糊的主观感知[12]。在暗环境下，由于瞳孔变大，散光对视力的影响通常更加明显。

视觉系统对散光的症状存在短期和长期适应性[13]，这种适应效应受散光模糊程度和散光轴位的影响。垂直方向比水平方向有更显著的适应效应。对散光模糊的视觉适应效应还表现在两只眼之间的传递性，即一眼适应散光模糊后，同一子午线上另一眼的散光模糊也会受到影响。短期的视觉适应减少了散光的视觉影响，从而帮助患者适应视觉环境的变化。

第二节　散光对视功能的影响

散光可能对功能性视觉产生重大影响，这可能会影响阅读、电脑工作与驾驶等执行日常任务的能力。

散光会显著影响近距离视功能。例如，散光会降低立体视功能[14]。在人群中，即使较低程度的散光也会降低阅读能力和影响儿童的学业表现[15]，尤其是患有逆规散光和在阅读较小的字体时[16]；较高程度的散光需要更多的努力来维持清晰的视力，并可能会出现阅读速度减慢；散光也会降低老视患者的阅读速度；1.50 DC 的散光可以显著降低执行计算机任务能力，增加任务完成时间和错误数量[17]；散光还会影响夜间道路驾驶能力（图 4-2）。未矫正的散光可能无法满足许多职业的视觉需求，特别是对视力要求比较高的任务影响较大。

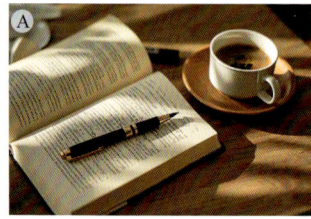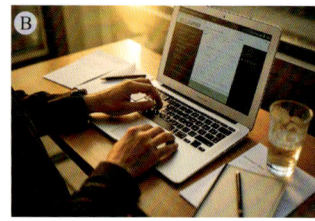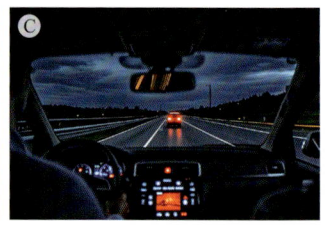

A.阅读书籍；B.计算机工作；C.夜间驾驶。

图 4-2　散光对不同场景任务的视觉影响

视疲劳也是常见的散光症状之一。散光会使阅读小字变得困难。长期处于散光状态下，由于眼睛不断地试图调整焦距来弥补散光，患者可能会感到眼睛疲劳和不适。对散光 0.50 DC 的受试者进行 25 分钟的计算机阅读任务测试后，他们的视觉不适症状有所增加。斜轴散光 2.00 DC 的受试者报告的眼睛和视力相关症状显著增加[18]。散光常见的不适表现如图 4-3 所示。

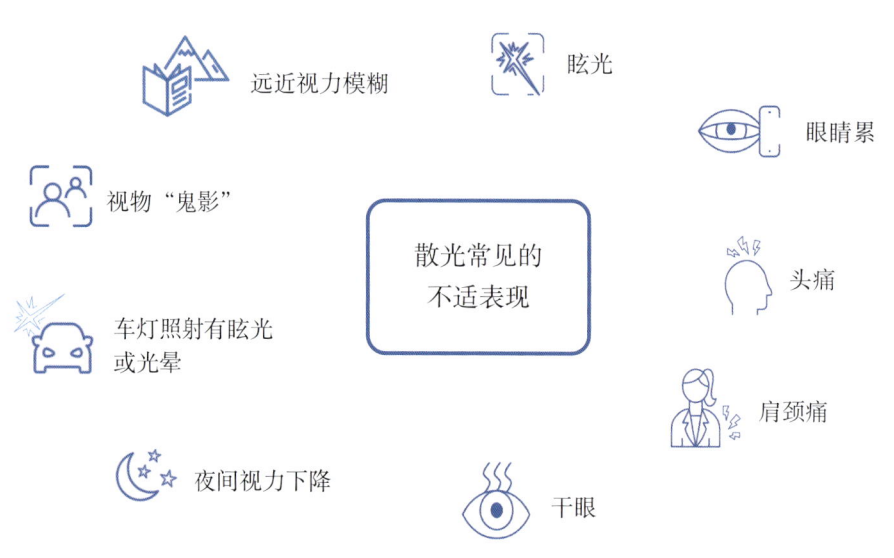

图 4-3　散光常见的不适表现示意

散光的其他症状可能还包括眯眼、眼部不适、视野中的扭曲、单眼重影、眩光等。为了弥补散光引起的视力和视觉功能问题，患者可能会不自觉地眯起眼睛，这可以帮助他们看得更清楚。散光患者可能采取代偿头位，这是一种调整头部姿势以优化视力和保持双眼视功能的反应。

另外，视觉发育期间未矫正的散光可能会影响视觉发育，并导致弱视[19]。散光还会影响视物融像，这可能导致斜视的发生发展，尤其是单眼散光[20]。

总之，未矫正的散光可能会显著影响患者的视力和视功能。根据程度的不同，散光还从多方面影响患者的生活质量，涵盖了视觉、心理和社交等领域，影响了患者的独立性、生活质量和幸福感。早期发现并完全矫正散光（即使是低度散光）能为患者提供更好的视觉发育结果和视觉质量。

第五章 散光的检查

第一节 总散光的检查

总散光主要通过客观验光和主觉验光获得。

1. **客观验光**

（1）电脑验光

电脑验光是采用红外线光源及自动雾视装置，促使被检查者的眼睛调节放松，再应用光电技术及自动控制技术获得被检查者屈光度，包括球面屈光度和散光屈光度，并可显示及打印出来。电脑验光单显示的球面屈光度和散光屈光度如图5-1所示。

（2）检影验光

检影验光是根据眼底视网膜反射出的光线移动情况，求出眼球屈光系统远点的位置而确定屈光状态的客观检查方法。在进行检影验光时，注意观察各子午线上的光带宽度有无差异。由图5-2和图5-3可知，球性屈光不正在各子午线上光带宽度相同，而散光屈光不正在各子午线上光带宽度不同。通过分别进行各子午线的中和，能获得散光的量和方向。

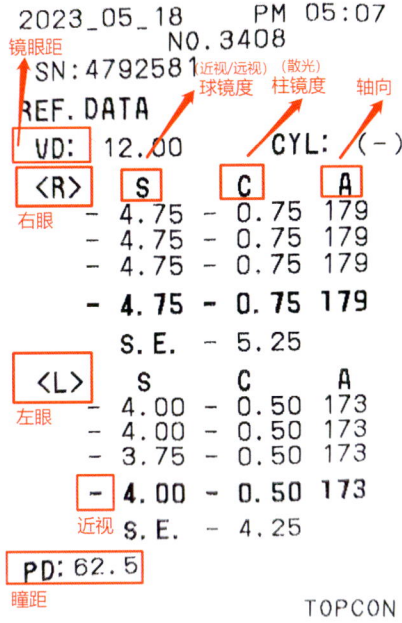

图 5-1 电脑验光单显示的球面屈光度和散光屈光度

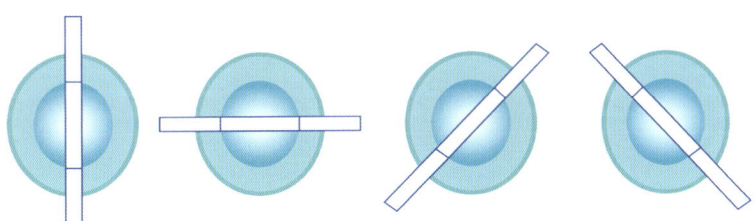

图 5-2 球性屈光不正在各子午线上光带宽度相同

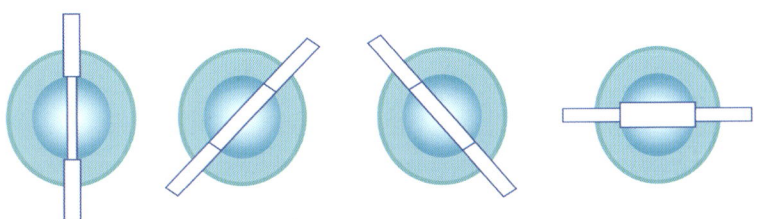

图 5-3 散光屈光不正在各子午线上光带宽度不同

2. 主觉验光

（1）综合验光

使用综合验光仪（图5-4）开展主觉验光，能够精确测量散光情况。具体操作流程为，先探寻初步最高的正屈光度获得最佳视力，随后借助交叉柱镜，依次确定散光的轴位和度数。此测量结果为框架眼镜的散光矫正度数。

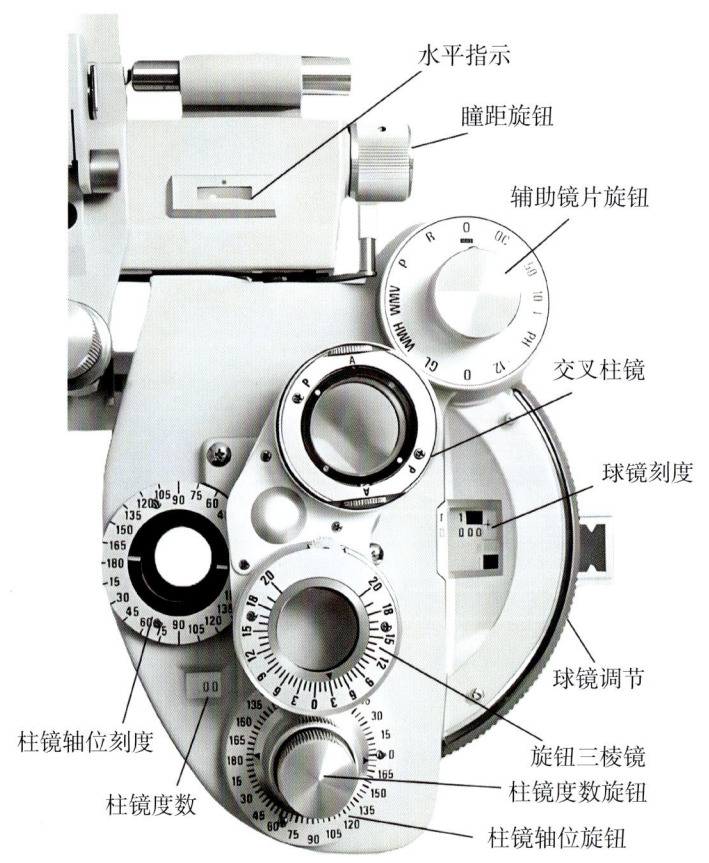

图 5-4　综合验光仪

（2）散光表

散光表（图5-5）是重要的辅助检查工具之一，其可以帮助初步快速判断是否有散光和散光轴向。但其仅可作为散光的定性和散光轴向测量的起步，为进一步判断散光轴向和量的基础。球性屈光不正所有方向的线条清晰度均一致。规则性散光眼则一个方向的线条成像清晰，另一个方向（与前者垂直）的线条成像模糊。如果在 3/9 点钟方向最清晰，则可大致判断散光的轴位为 90°（检查计算方法：散光轴位 = 最清晰钟点线对应的较小数字 ×30°）。

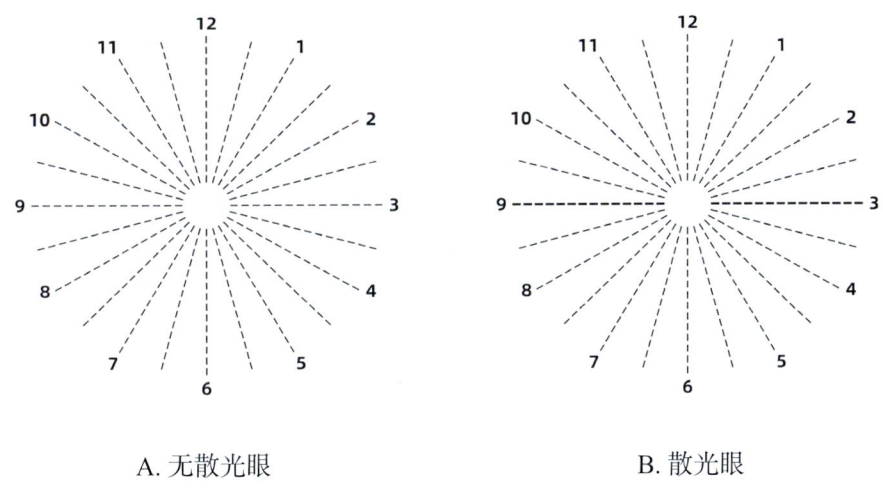

A. 无散光眼　　　　　　　　　　　　B. 散光眼

图 5-5　散光表

第二节　角膜散光的检查

角膜散光的检查特别重要。通过测量角膜散光，可以判断全眼散光的构成。角膜散光的量、性质，会影响角膜接触镜的设计选择，同时也会影响镜片的中心定位和视觉效果。有多种方法可以测量角膜散光，最常使用的是角膜曲率仪和电脑验光仪自带的角膜曲率测量，还有一些其他方法，如生物测量仪、角膜地形图等。

1. 角膜曲率仪

角膜曲率仪（图 5-6）是利用角膜的反射性质来测量角膜相互垂直的两

条主子午线的曲率半径（单位：mm）与屈光度（单位：D），从而推算出角膜的散光度数。曲率半径越大，表示角膜越平坦，屈光度越低；曲率半径越小，表示角膜越陡，屈光度越高。

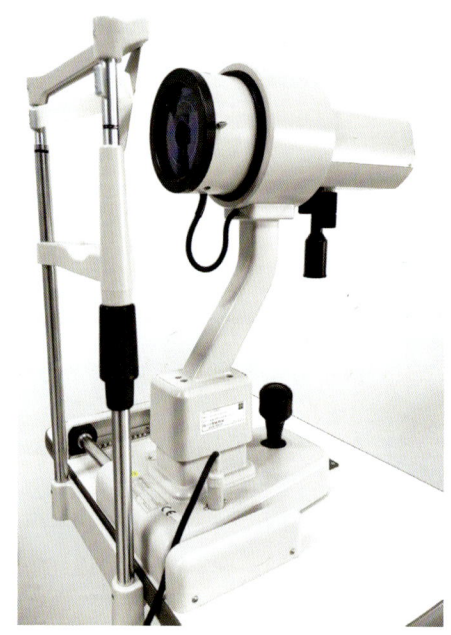

图 5-6　角膜曲率仪

角膜曲率仪作为测量角膜散光的重要仪器，获得的角膜参数信息非常精准，且重复性高，但其仅反映角膜中央 3 mm 区域的曲率，比较适合测量规则角膜，对不规则角膜的测量有局限性。

2. 电脑验光仪

有些电脑验光仪兼有角膜曲率测量功能，在获得球镜度数和全眼散光度数的同时，还能测量角膜曲率和散光。如图 5-7 所示，测量的右眼角膜水平子午线曲率为 42.25 D/8.00 mm，垂直子午线曲率为 43.00 D/7.85 mm，右眼角膜散光是 –0.75 DC × 8。电脑验光仪对角膜曲率的测量通常覆盖中心及外围区域，其测量直径范围为 4 ～ 10 mm，具体取决于设备的型号和功能。

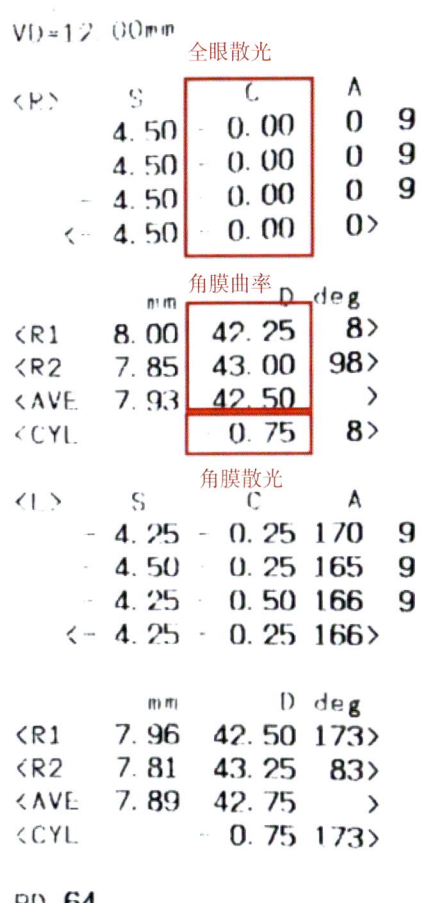

图 5-7 带角膜曲率检测功能的电脑验光仪验光单

3. 生物测量仪

生物测量仪一般是应用超声或光学方法对眼球的结构参数进行测量,可以获得角膜曲率 K 值,还可以获得更多的眼球参数,如眼轴长度、前房深度、晶状体厚度、角膜直径等(图 5-8)。生物测量仪对角膜曲率的测量范围一般为 2～10 mm,侧重于中心区域和周边区域的分析。

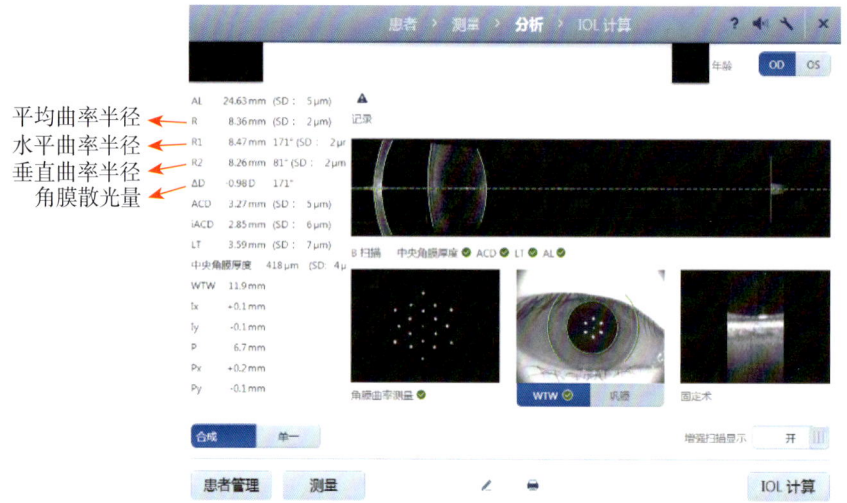

平均曲率半径为 8.36 mm，水平曲率半径为 8.47 mm（171°），垂直曲率半径为 8.26 mm（81°），角膜散光量为 –0.98 D（171°），该眼为顺规散光。

图 5-8　IOLmaster 测得的角膜曲率参数

4. 角膜地形图

角膜地形图能精确测量和分析角膜表面任意点的曲率和屈光度。其检查结果可显示角膜前后表面各子午线的曲率、屈光度、散光量及轴位（图 5-9）。

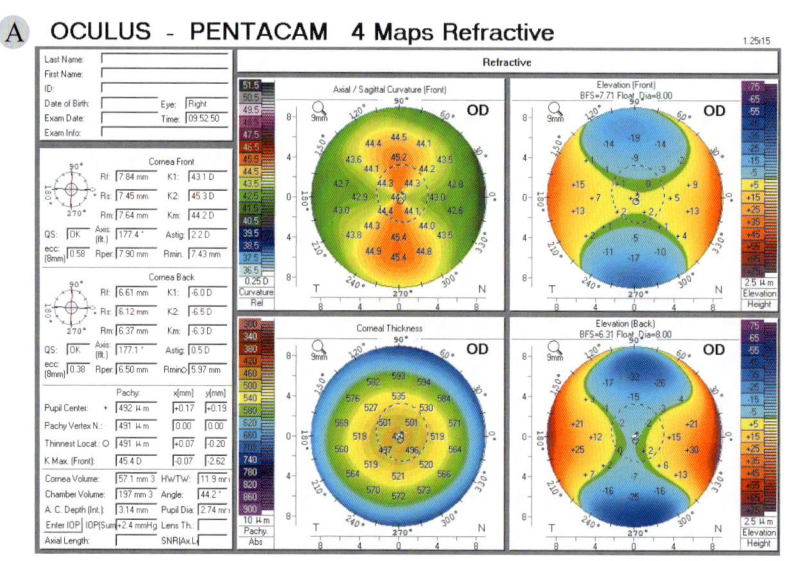

第五章 散光的检查

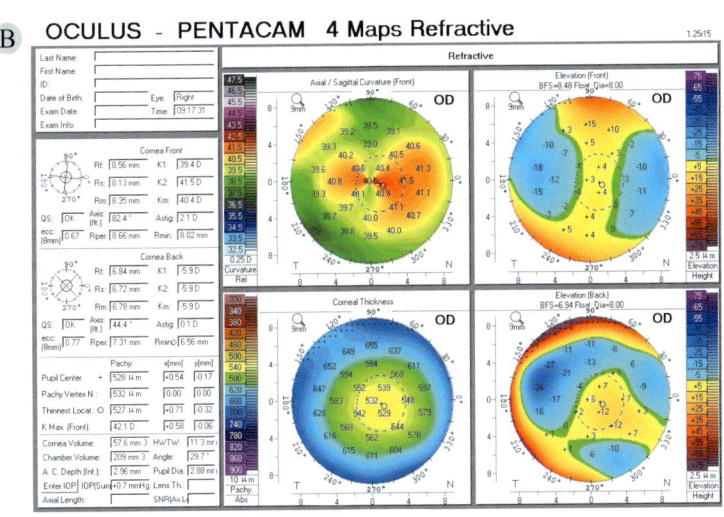

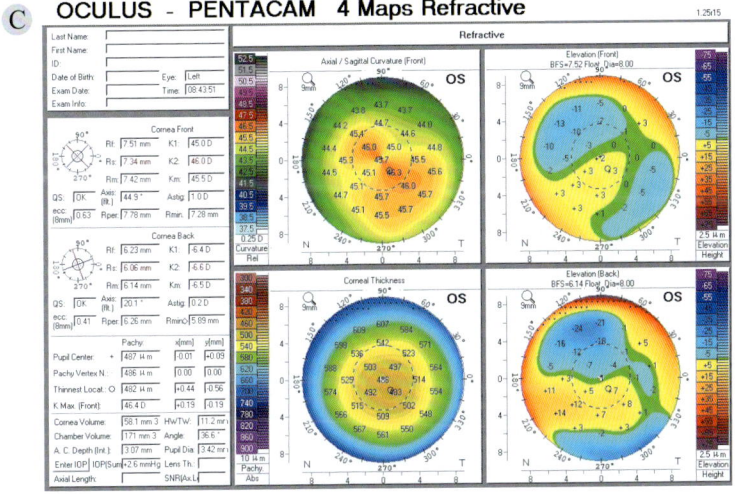

图中左侧栏显示了角膜前表面最平坦子午线的曲率半径和屈光度、最陡峭子午线的曲率半径和屈光度、平均曲率半径和屈光度以及角膜散光的量和轴位。A.角膜顺规散光；B.角膜逆规散光；C.角膜斜轴散光。

图 5-9 角膜地形图显示角膜散光形态

总之，在角膜接触镜验配流程中，客观验光和主觉验光能够确定患者是否有矫正散光的需求，而角膜散光的测量则对角膜接触镜的选择有重要意义。如对于规则散光的患者，环曲面软性角膜接触镜能提供更好的视觉质量；对于不规则散光的患者，硬性透氧性角膜接触镜和巩膜镜是比较好的选择。

第六章
散光的矫正方法

散光的常用矫正方法主要包括框架眼镜、角膜接触镜（软性角膜接触镜、硬性透氧性角膜接触镜）及屈光手术等（图6-1）。

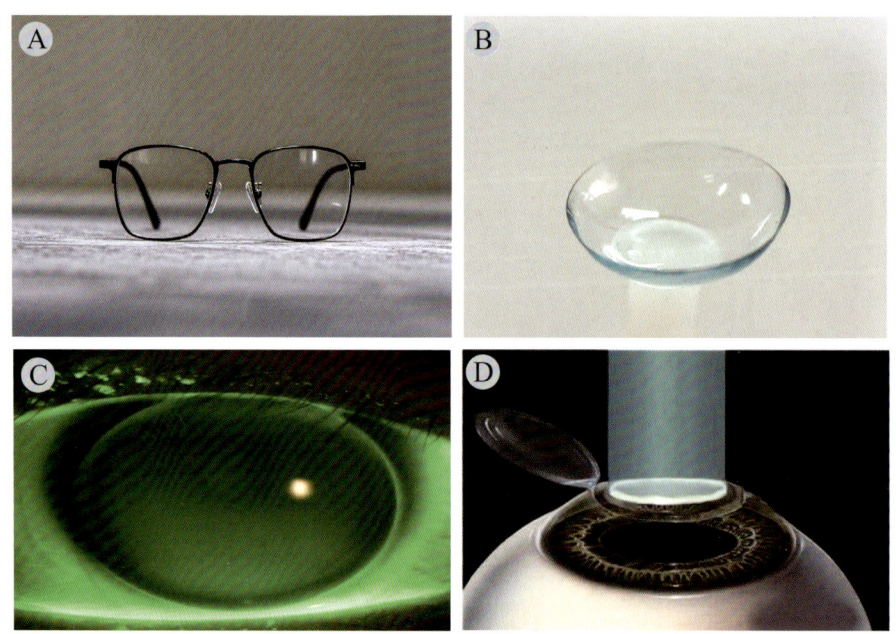

A.框架眼镜；B.软性角膜接触镜；C.硬性透氧性角膜接触镜；D.屈光手术。
图6-1 常用的4种矫正散光的方法

框架眼镜是矫正屈光不正比较简单且安全的方法，可以矫正包括散光在内的屈光不正。但如果存在高度屈光不正、屈光参差等，就会存在较大的物像差异、双眼成像难以融合、视觉质量差等视觉问题。同时，对于追求外观及运动等需求的屈光不正者，可能难以接受框架眼镜。

角膜接触镜包括软性角膜接触镜、硬性透氧性角膜接触镜、角膜塑形镜（又称OK镜）等，能够矫正范围较大的散光等各类屈光不正问题。与其他角膜接触镜相比，配戴软性角膜接触镜可获得更大的视野、更高的舒适性和更好的视觉质量，且软性角膜接触镜是目前使用比较广泛的矫正方式。其中，球性软性角膜接触镜和环曲面软性角膜接触镜都可以矫正散光，但矫正的适应证会有所不同。

屈光手术包括角膜手术和晶状体手术，当患者希望摆脱对框架眼镜或角膜接触镜的依赖，或者由于职业、外观等原因不便配戴眼镜时，可考虑屈光手术。但需进行详细的术前检查评估，以避免可能发生的风险及不良事件。

第一节　球性软性角膜接触镜的应用

现代生活中，很多人使用球性软性角膜接触镜矫正散光，认为球性软性角膜接触镜能带来清晰的视力。但球性软性角膜接触镜矫正散光属于一种妥协方案，为达到更好的视觉效果，应该遵循一定的适应证。

①当散光低于0.75 DC（不含0.75 DC）时，可考虑选用球性软性角膜接触镜。不过，即使如此，散光仍会对视力产生一定影响，如当散光轴位接近水平或垂直方向时，视力相对较好。因此这取决于患者对清晰视力的需求程度和配镜动机。

②当主觉验光检查结果无散光，角膜曲率测量查出有较高度数的角膜散光时，如果使用球性硬性透氧性角膜接触镜进行屈光矫正将暴露眼内散光，产生残余散光，影响戴镜视力，这种情况使用球性软性角膜接触镜更为合适。

③若配戴者不接受环曲面软性角膜接触镜，可参考球柱比4∶1规则给予球性软性角膜接触镜处方，即球镜度数大于散光度数的4倍，且散光度数不超过1.50 DC时，可采用等效球镜度数矫正散光。但散光度数高于1.50 DC或球柱比小于4∶1时，使用球性软性角膜接触镜矫正效果不佳。

无论何种情形下选择球性软性角膜接触镜矫正散光都是一种妥协的方案。散光并不能被完全矫正，长久戴镜仍会出现散光未被矫正的各种表现。为了让散光患者获得更清晰、舒适且持久的矫正视力，针对0.75 DC及以上的散光患者建议选择环曲面软性角膜接触镜。

第二节　环曲面软性角膜接触镜的应用

环曲面软性角膜接触镜是指在接触镜光学区各个方向子午线上的曲率半径不同的透镜，这类镜片具有两条互相垂直的主子午线曲率半径。

环曲面软性角膜接触镜有前表面环曲面设计、后表面环曲面设计、双环曲面设计3种类型。通常角膜散光患者可选择后表面环曲面设计，而且大部分镜片的后表面环曲面仅仅局限于镜片的中心光学区，可减少镜片周边之间的厚度差，从而起到消除眼睑瞬目时导致镜片旋转的问题。环曲面软性角膜接触镜可矫正角膜散光、眼内散光或角膜合并眼内的混合散光。

1. 环曲面软性角膜接触镜适应证

① 0.75 DC及以上度数的规则散光。
②配戴球性软性角膜接触镜矫正视力效果欠佳者。
③有明显眼内散光者，可通过前表面环曲面设计的软性角膜接触镜来矫正。
④不能耐受硬性透氧性角膜接触镜的散光患者。

2. 环曲面软性角膜接触镜禁忌证

①不规则散光,如由外伤或角膜炎症导致的角膜瘢痕。

②异常的眼睑闭合。

③异常的眼睑位置或张力。

④瞬目不全。

⑤任何其他配戴角膜接触镜的禁忌证。

第七章
环曲面软性角膜接触镜的设计

环曲面软性角膜接触镜作为目前矫正散光的主要方法之一被广泛应用于光学矫正领域。

由于接触镜配戴在眼内受瞬目时眼睑作用力影响，会发生朝鼻侧的持续旋转（以检查者视角看：右眼向逆时针方向，左眼向顺时针方向），因此如何保持环曲面软性角膜接触镜在眼表的定位稳定，对于散光的矫正是至关重要的。常见影响镜片稳定的因素包括镜片设计、眼表形态及泪液稳定性等[21]。

镜片稳定的方法设计主要包括棱镜垂重法、双薄周边法和周边棱镜垂重法等。所有这些方法都会引起镜片厚度的变化。

要理解环曲面软性角膜接触镜的稳定原理，需要引入"西瓜子原理"的概念：一个类似西瓜子形状的物体，有两个面形成一个夹角，其截面呈楔形，一端厚一端薄。当一个湿润的楔形物体受挤压时，根据力学原理，产生的作用力使楔形物体被排挤以远离西瓜子尖端的方向移动。基于此原理，眼睑挤压镜片会使其朝远离眼睑的方向运动（图7-1）。采用此种厚度变化设计的环曲面镜片在眼内稳定后，随着眼睑运动将仅产生轻微的上下移动，而不会发生旋转，以此来达到稳定散光轴位的目的。

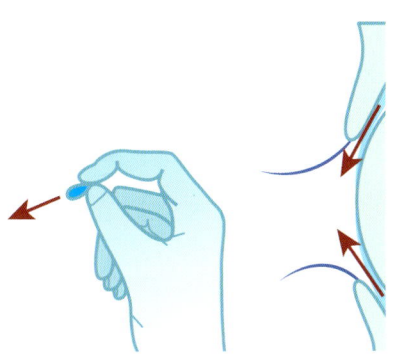

图 7-1 "西瓜子原理"示意

第一节 棱镜垂重法

棱镜垂重法指的是在镜片下方加载底朝下的棱镜，使镜片下方的厚度增加，以增强上眼睑产生的"西瓜子原理"效果，从而加强环曲面镜片稳定性（图7-2）。采用棱镜垂重法设计的镜片其下方加载的棱镜量为1～1.5个棱镜度。

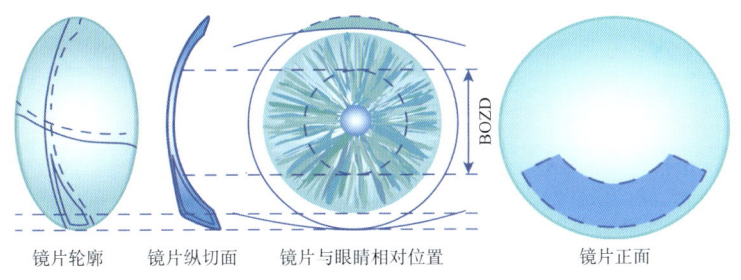

镜片轮廓　　镜片纵切面　　镜片与眼睛相对位置　　镜片正面

注：BOZD，后表面光学区直径。

图 7-2 棱镜垂重法示意

采用棱镜垂重法设计的环曲面镜片稳定效果较好。但若配戴者为单眼散光患者，其一眼配戴普通球性镜片，另一眼配戴棱镜垂重法设计的环曲面镜片进行矫正时，会使双眼之间出现垂直方向的差异棱镜效应，导致复视产生。另外，镜片局部厚度增加，使镜片透氧性下降，同时下眼睑受刺激，会影响配戴舒适度[21-22]。

第二节 双薄周边法

双薄周边法又称动态稳定法，是指削薄镜片上、下周边，利用眼睑作用来稳定镜片的方法（图 7-3）。

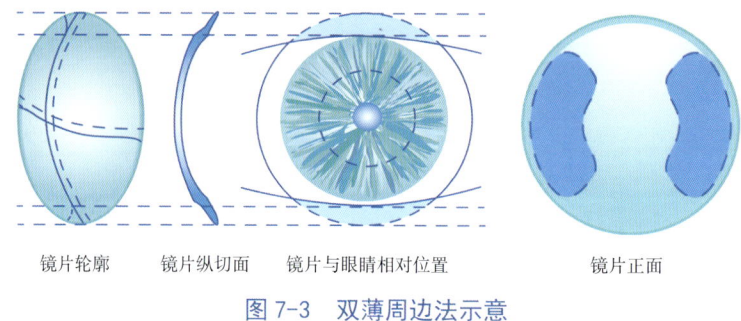

镜片轮廓　　镜片纵切面　　镜片与眼睛相对位置　　镜片正面

图 7-3　双薄周边法示意

采用双薄周边法设计的环曲面镜片，其周边与眼睑接触处厚度变薄，提高了配戴舒适度，并且消除了棱镜效应，同时也避免了双眼不同设计引起的棱镜差。但该方法使镜片稳定性依赖于镜片与眼睑之间的作用，效果受眼睑影响大，对于眼睑松弛者可能配戴舒适效果不佳，镜片稳定效果较差，较易旋转[21-22]。

第三节 周边棱镜垂重法

周边棱镜垂重法是镜片上方削薄、下方增厚的一种稳定性设计方法（图 7-4）。设计原理类似于棱镜垂重法，不同之处在于镜片的光学区中加了三棱镜效应。

相比于棱镜垂重法，周边棱镜垂重法削减了周边厚度，不仅可以减少对下眼睑的刺激，还可以增加镜片整体透氧性。棱镜部分位于光学区以外，无垂直方向的棱镜效应，改善了镜片的光学质量[21-22]。相较而言，周边棱镜垂重法兼顾镜片稳定性与配戴舒适度，是目前应用比较多的稳定设计。

目前市场上针对周边棱镜垂重法的优化设计包括：增加周边棱镜垂重区域与眼睑的接触面，进一步提升镜片稳定性；调整水平方向的厚度，使镜片即便在瞬目时也能保持轴位相对固定。这些对整体片形的进一步优化设计提高了镜片稳定性，其综合使用效果被视光师和患者所认可。

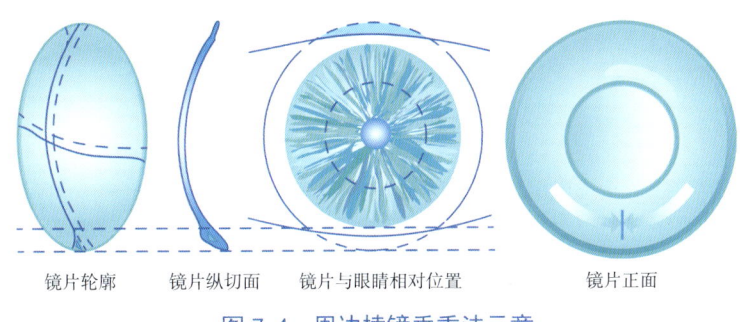

镜片轮廓　　镜片纵切面　　镜片与眼睛相对位置　　镜片正面

图 7-4　周边棱镜垂重法示意

第四节　影响环曲面软性角膜接触镜稳定的因素

1. 角膜形态与眼睑力量

眼睑的形状和解剖结构对保持镜片轴位稳定很重要，而个体间的角膜形态存在差异（图 7-5）。较为理想的眼表是相对大的睑裂和正常的眼睑张力。如果眼睑张力过高或睑裂过小，眼睑对镜片将会产生较大的作用力，影响镜片的旋转稳定性。

角膜散光的大小、跨度范围、规则性、对称性、眼睑力量等多重因素都会影响镜片稳定性，特别是对于环曲面软性角膜接触镜，其轴位的稳定受上述因素的影响更为明显。

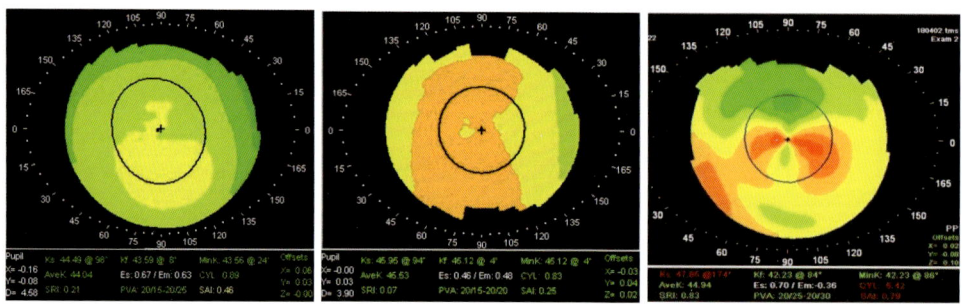

图 7-5 角膜地形图显示个体角膜形态存在差异

2. 泪液稳定性

泪液覆盖在角膜表面，泪膜产生的张力作用可以更好地稳定镜片。若由于环境、患者相关因素、眼部或全身系统性疾病影响到泪液的分泌和稳定，镜片的稳定性也将受到影响，从而发生旋转。所以镜片与泪液稳定性互相影响，泪液稳态失衡也是接触镜配戴中断或终止的重要原因。

另外，每天配戴接触镜时间过长、镜片超期使用、过夜配戴、配戴接触镜游泳、摘戴时卫生习惯不良、长期使用含防腐剂的润眼液、镜片过多划痕和蛋白质沉积等也可能导致泪液不稳定及眼部生理结构的适应变化而影响镜片稳定性。

第八章
环曲面软性角膜接触镜的验配

第一节　验配环曲面软性角膜接触镜的基本设备

在环曲面软性角膜接触镜的验配服务前应准备以下基本设备。

①屈光检查设备：电脑验光仪、综合验光仪、瞳距仪、试镜架、镜片箱等。

②角膜形态检查设备：角膜曲率仪（角膜地形图仪/带曲率检查功能的电脑验光仪/生物测量仪）。

③眼健康检查及配适评估设备：裂隙灯显微镜。

④试戴镜片及护理产品：环曲面软性角膜接触镜试戴镜片、软性接触镜护理液、软性接触镜润眼液、洗手设施、无屑纸巾等。

第二节　验配环曲面软性角膜接触镜的基本流程

为了环曲面软性角膜接触镜的成功验配，建议使用以下流程（图8-1）。

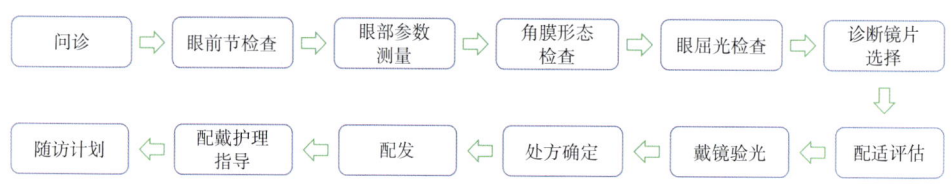

图 8-1 环曲面软性角膜接触镜的验配流程

1. 问诊

问诊是环曲面软性角膜接触镜验配非常重要的一个环节。

通过对配戴者进行有目的的询问，了解戴镜目的、历史等信息，帮助检查者更好地了解患者的眼部情况和个人需求，为提供更准确、个性化的配镜方案奠定基础，同时也有助于提高患者对配镜的满意度。

问诊前需准备好问诊流程和所需询问的内容，将问诊表格作为指引，按表 8-1 所示步骤开展问诊。

表 8-1 问诊六步骤

问诊步骤	问诊内容
第一步：一般资料	包括姓名、性别、年龄、文化程度、职业、住址、电话等
第二步：配镜目的	询问患者是因为什么选择配戴角膜接触镜，如美观、方便、职业、运动或改善视力等
第三步：病史采集	询问患者是否有过敏史、眼病史，以及家族史、全身健康状况、用药史等
第四步：戴镜历史	询问患者过去戴镜情况，尤其是否配戴过角膜接触镜。如配戴过，进一步询问品牌、系列、护理产品、配戴方式和时长、更换周期、护理方法、有无停戴及原因、有无并发症等
第五步：综合评估	结合眼部、全身健康情况、理解能力及依从性等，预判被检者是否适合配戴角膜接触镜
第六步：资料保存	将问诊资料及其他检查资料妥善保存，建立检查档案

2. 眼前节检查

采用裂隙灯显微镜对配戴者进行常规眼前节检查。

通过检查戴镜前眼睛的整体健康状况，判断配戴者是否适合配戴角膜接触镜，还可以为配戴者检查戴镜后眼部状态，看是否能够继续配戴角膜接触镜。

裂隙灯显微镜检查眼前节结束后，要告知配戴者眼部检查结果，并给出适合的角膜接触镜品类的建议。

两种常用的裂隙灯显微镜眼前节检查方法是弥散照明法和直接焦点照明法。眼前节检查部位及观察要点如表 8-2 所示。

表 8-2 眼前节检查部位及观察要点

眼前节检查方法	检查部位	观察要点
弥散照明法	眼睑	皮肤是否红肿
		是否闭合完全
	睫毛	是否有倒睫、乱睫
	泪河	是否充盈、连续
直接焦点照明法	睑缘	是否有潮红、脱屑样改变，睑板腺管口是否有阻塞等
	泪囊区	是否有红肿，按压泪囊区是否有黏脓样分泌物等
	角膜	是否有不透明、新生血管
	角膜缘	是否有充血
	球结膜	是否有充血、睑裂斑、翼状胬肉
	睑结膜	是否有充血、乳头、滤泡、结石
	前房角	前房深度
	虹膜	形态、颜色是否正常
	瞳孔	形态是否正常
	晶状体	是否透明，有无脱位

3. 眼部参数测量

眼部参数测量在角膜接触镜验配中具有重要意义，测量结果不仅可以在为配戴者选择更适合的镜片时提供参考，而且有助于确保配戴者配戴接触镜时的安全和舒适。

眼部参数主要包括以下 5 个：水平可视虹膜直径（horizontal visible iris diameter，HVID）、垂直方向的睑裂高度、瞳孔直径（标准室内照明）、瞳孔直径（暗照明状态）、眼睑张力（测量方法如附表 3-1 所示）。

4. 角膜形态检查

常用的角膜形态检查方法有两种：角膜曲率仪测量和电脑验光仪（带曲

率测量功能）测量。也可以通过角膜地形图或眼球生物测量设备检查获取角膜曲率参数。角膜曲率参数可以帮助判断散光性质和角膜形态，并为选择角膜接触镜提供参考（详见第五章第二节）。

5. 眼屈光检查

通过主觉验光及客观验光完成眼屈光检查，可得到最优框架眼镜的处方。验光时，散光需要足矫，以保障清晰视力。得到框架眼镜处方结果后，如果散光度数≥0.75 DC，应推荐环曲面软性角膜接触镜。

6. 诊断镜片选择

诊断镜片选择时，应选择与拟配发的环曲面软性角膜接触镜相同品牌、相同系列的试戴镜片。选择经角膜顶点距离换算后的光度和与处方匹配的轴向。若用店内试戴镜片充当诊断镜片，光度无法完全匹配时，试戴镜片度数的选择以接近角膜顶点距离换算后的度数（柱镜度数和轴位均相近）为原则。

根据以上检查结果确定接触镜的类型（更换周期、材料、设计、其他性能等）及屈光度 F_{CL}。

（1）类型

更换周期：环曲面软性角膜接触镜包括传统型（>1个月）、频换型（2周/1个月）、日抛型（每日更换）。一般而言，传统型长周期镜片不能提供试戴镜片；相较于传统型长周期镜片，频换型和日抛型镜片由于使用周期中更少的沉淀物吸附，能更好地保障使用中的舒适性和安全性；一次性使用的日抛型镜片，还能提供极佳的使用便利性，且无须镜片护理。

材料：环曲面软性角膜接触镜可提供水凝胶和硅水凝胶的材料选项。水凝胶材料柔软、亲水，费用相对较低，但材料透氧能力较差。考虑到环曲面软性角膜接触镜的设计会增加镜片的整体厚度，这种材料的镜片配戴时缺氧风险增加，每日安全舒适配戴时长会受限。硅水凝胶材料比水凝胶材料具有更强的透氧能力,能显著减少缺氧反应,减少眼红的发生。早期的硅水凝胶材料模量较大,相比水凝胶镜片偏硬;但随着材料技术进步,新型硅水凝胶材料在保障高透氧的同时,已经接近或达到水凝胶材料相当的柔软度,大大提升了配戴舒适度。

设计:在设计环曲面软性角膜接触镜时必须考虑良好的配适度和稳定性。在不同的眼睛中,眼睑与特定环曲面稳定设计的镜片片型的相互作用力表现不同,会影响环曲面软性角膜接触镜配戴时的视觉效果和舒适度。诊断性试戴中选择拟配发的环曲面软性角膜接触镜,通过配适评估了解设计是否适合,可帮助患者选择更理想的镜片。

其他性能:亲水保湿性、防紫外线功能等。

(2)3个重要参数

①基弧:$BC= \dfrac{K_1+K_2}{2} \times 1.1$。

其中,BC 为基弧,K_1 和 K_2 为角膜曲率值。大多数环曲面软性角膜接触镜设计只提供1~2种基弧。一般建议首先选择较平坦的基弧,然后尝试更陡峭的基弧,以尽量减少移动或提高稳定性。

②直径:$DIA=HVID+2$。

其中,DIA 为直径,$HVID$ 为水平可见虹膜直径。大多数现代环曲面软性角膜接触镜设计只提供一种直径,在做镜片配适评估时,需确保角膜得到充分的覆盖。

③屈光度:在进行试戴镜片的屈光度选择时,需要在框架眼镜验光处方基础上进行角膜顶点距离换算。如光度无法完全匹配,试戴镜片度数应以接近换算后的验光处方(柱镜度数和轴位均相近)为原则。确定镜片屈光度的常用方法有3种:公式法、经验法、查表法(参考附录1)。

7. 配适评估

使用厂家提供的试戴镜片，经过诊断性试戴来确定最终的镜片参数。

如果没有散光试戴镜片，可根据经验基于眼部参数订片，镜片到店后使用该片进行配适评估，如有异常，更换参数，重新订片。

刚开始戴镜时，镜片的刺激可能会引起泪液分泌增加，镜片的稳定也需要时间，故在配戴环曲面软性角膜接触镜后至少等待20分钟，待镜片配适达到稳定后再进行评估。

环曲面软性角膜接触镜配适评估一般包括以下两项内容：常规软性角膜接触镜配适评估（表8-3）与环曲面软性角膜接触镜旋转轴位评估（表8-4）。

表8-3 常规软性角膜接触镜配适评估指标及评估方法

评估指标	观察内容	评估方法	正常值
舒适度	询问戴镜者主观舒适度，使用舒适度打分表 4～5分，继续试戴 1～3分，停戴观察，查找问题后重新配戴	5分：无感觉，轻度镜片存在感 4分：轻度异物感，无体征 3分：异物感，结膜轻度充血 2分：严重异物感，结膜充血伴流泪 1分：疼痛，眼睑不能开启	4分及以上
视力	评估戴镜视力及片上验光矫正视力	在配适评估良好的基础上，进行片上验光，检查配戴试戴镜片视力+片上验光结果	接触镜矫正视力不低于框架眼镜矫正视力
中心定位	观察被检者在第一眼位时镜片中心在静止状态下的位置，评估镜片与角膜同心程度	嘱被检者向前看，撑开上下眼睑，判断镜片中心是否在瞳孔中央。若镜片中心不在角膜中心，可用笛卡尔坐标系或双鼻侧坐标系表示	在正前方注视时，镜片的中心应对角膜的中心
覆盖度	观察被检者在任何眼位时镜片周边和角膜缘的距离，评价镜片覆盖角膜的程度	嘱被检者向前、上、下、左、右注视，判断镜片在各个眼位是否均能覆盖角膜	向各个眼位转动，镜片均能完全覆盖整个角膜
移动度	观察自然瞬目时镜片在角膜上自然滑动的程度，眼球左、右转时，是否有镜片滞后现象	嘱被检者向前看，缓慢眨眼，评估镜片下边缘向上移动的距离，然后指导配戴者左右看以评估镜片滞后量	在第一眼位时，自然瞬目后镜片移动距离的理想值为0.2～0.5 mm；在旁侧眼位时，滞后量在1.0 mm之内
松紧度	使用下睑上推试验检查镜片与角膜配合的松紧程度	嘱被检者向前或略向上注视，暴露镜片下边缘，以拇指推动配戴眼下眼睑，使下睑缘推动镜片的下边缘向上移动，观察镜片是否上推时无阻力并能匀速平滑地恢复至原位，并测量下边缘上移的量	下睑上推试验中镜片应能平滑、匀速地恢复到静止位置，松紧度以40%～60%为宜

表8-4 环曲面软性角膜接触镜旋转轴位评估指标及评估方法

评估指标	观察内容	评估方法	正常值
旋转轴位评估	在软性角膜接触镜配适评估良好的情况下，矫正视力或戴镜验光结果视力不佳，观察片标是否存在偏转或定位不稳定，以及片标的偏转方向与角度	使用裂隙灯光带进行评估： 1. 直接焦点照明法，裂隙灯与显微镜夹角为0° 2. 使用宽光找到片标 3. 调到窄光 4. 转动光带方向，使窄光与片标平行 5. 以检查者视角观察眼内片标偏转方向和角度	理想状态下片标应无偏转
片标偏转角度		片标偏转时，用裂隙灯光带转动，从刻度盘读数	偏转 $x°$

旋转轴位评估：片标（轴位标志）通常在环曲面软性角膜接触镜周边3点、9点或6点的位置，进行轴位稳定性评估时以此为参照点，可采用如表8-4所示的评估方法和评估标准。

还有一种评估片标偏转方向及角度的方法——试镜架法：将一低度数柱镜试戴镜片放在试镜架（图8-2）上，调整轴位和接触镜片标平行，判断片标偏转方向并从试镜架上读数。该方法需要外部照明，不如裂隙灯法精确。

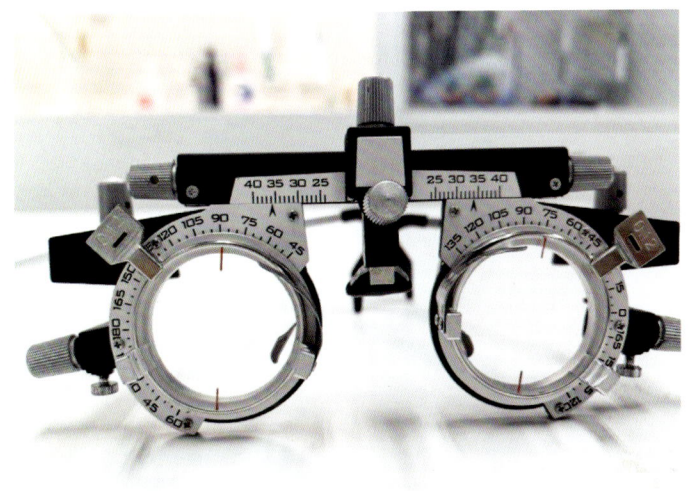

图8-2 试镜架

确定试戴镜片轴位偏转的量和方向后，可进行轴位矫正。遵循"左加右减（LARS）"或"顺加逆减（CAAS）"法则，即对于向左顺时针旋转的镜片，需在镜片最后处方的轴位上加上等量的旋转补偿；而对于向右逆时针旋转的镜片，则在镜片最后处方的轴位上减去等量的旋转补偿。方向判断以检查者的角度为准。环曲面软性角膜接触镜轴位偏转原因及调整方法如表8-5所示。

表8-5 环曲面软性角膜接触镜轴位偏转原因及调整方法

异常情况	可能原因	调整方法
片标偏转	镜片设计与配戴者角膜形态匹配性差	1. 片标偏转＜10°，可接受，不做处理 2. 片标偏转10°～30°，按照LARS法则处理 3. 片标偏转＞30°，不建议验配该品牌或该系列散光镜片，应更换设计

需要注意的是，对更换后的新试戴镜片进行旋转轴位评估时，片标依然呈偏转状态，且位置不变。这是因为新试戴镜片的处方只是采用轴位代偿，并没有改变环曲面软性角膜接触镜在眼内的稳定状态，也不会影响片标位置。

当环曲面软性角膜接触镜处方与库存镜片规格不同时，建议做以下处理。

①散光光度在库存镜片规格的两档之间时，建议选低光度档，同时调整球镜度数。

②散光轴位在库存镜片规格的两档之间时，建议选靠近中心轴档位。

③经LARS法则换算后，处方显示为斜轴散光，若库存无斜轴散光镜片，则不能配镜。

8. 戴镜验光

配适评估后的戴镜验光是预见环曲面软性角膜接触镜验配是否成功的重要步骤之一。

配戴环曲面软性角膜接触镜的矫正效果应与配戴框架球柱联合镜片相同

或略好。若矫正视力低于框架球柱联合镜片，则要评估双眼视力能否满足配戴者期望。即使配戴者认可，也要观察是否因散光欠矫或误矫，导致头晕、视物变形等症状。若有不能忽略的症状，需考虑改用其他矫正方法。

9. 处方确定

定制环曲面软性角膜接触镜时，需要根据框架眼镜验光度数和顶点距离换算出角膜接触镜球柱度数，也可提供框架眼镜验光度数由厂家人员帮助确认。但需注意：在订单中清楚备注"未换算"或"已换算"字样，以避免重复换算情况。

最终镜片处方应包括厂家、品名、屈光度、基弧、直径，定制镜片有时还应注明材料、设计、含水量、厚度、配戴方式、更换周期等。根据软镜处方，可选择库存镜片或定制镜片。例如，右眼：某品牌、某系列/14.5 mm/8.6 mm/（–3.50 DS/–1.00 DC×180）；左眼：某品牌、某系列/14.5 mm/8.6 mm/（–3.00 DS/–1.00 DC×180）。

10. 配发及配戴护理指导

经过问诊、检查、试戴、评估后，确定了镜片处方，但这并不意味着验配程序的结束。在我国，角膜接触镜是国家药品监督管理局（National Medical Products Administration，NMPA）界定的三类医疗器械，这一特殊性决定了接触镜的验配必须是安全的医疗行为。因此，视光师在配发镜片时有责任对配戴者进行相关的指导，同时这也应该是以后每次随访复查的必要步骤。

一般来说，环曲面软性角膜接触镜配戴护理指导项目包括3个方面，具体如表8-6所示。

表 8-6　环曲面软性角膜接触镜配戴护理指导

指导项目	指导条目	内容
镜片确认与检查指导	镜片包装确认	玻璃瓶、透明泡
	镜片正反面辨认	侧面检查 贝壳试验 镜片标志
摘、戴镜片操作指导	软镜摘、戴的准备	正确洗手 检查镜片
	戴入镜片指导	手指干燥，眼睑放松，放入眼内，眼球旋转后，再闭眼
	取出镜片指导	手指干燥，将镜片移至球结膜处取出
	取出镜片的常见问题	镜片折叠 护理液过多 镜片偏位
镜片清洁、消毒指导	护理系统的选择	多功能护理液 双氧护理系统 润眼液 蛋白酶片（仅用于传统型镜片）
	镜片的护理过程和注意事项	清洁 冲洗 消毒 贮存 验配师叮嘱事项 配戴者的注意事项

11. 随访计划

初次配戴环曲面软性角膜接触镜或更换镜片品牌/设计，可能会产生一些适应期的不适症状，如轻度异物感、干燥感、视近模糊和分泌物增加等。这些症状通常在短时间内自行消除。故戴镜初期应循序渐进，逐步延长戴镜时间，如第 1 天戴镜 4～6 小时，以后每天延长 2 小时，直至达到正常的戴镜时间。

随访时应对患者进行访谈以确认其使用依从性、视力，并进行镜片和眼部的检查、配适评估，根据不同情况做出处理及记录，并预约下次复查时间。复查时间一般为戴镜后 1 周、1 个月、3 个月、6 个月。

第九章 环曲面软性角膜接触镜验配常见问题和处理

第一节 戴镜后视物模糊的原因及处理

1. 环曲面软性角膜接触镜旋转导致视物模糊

案例：患者，男性，37岁，要求验配软性角膜接触镜。

① 综合验光仪主觉验光结果：右眼 $-4.75/-1.50\times5=1.0$；左眼 $-3.00/-2.00\times140=1.0$。

② 裂隙灯检查：双眼前节未见明显异常。

③ 角膜地形图结果（图 9-1）：右眼 K_1=7.79@2，K_2=7.53@92，$K_{平均}$=7.66，柱镜=-1.52×2；左眼 K_1=7.78@153，K_2=7.54@63，$K_{平均}$=7.66，柱镜=-1.35×153。

④ 定制某品牌环曲面软性角膜接触镜处方：右眼 $-4.50/-1.25\times180$，BC 8.6；左眼 $-3.00/-1.75\times140$，BC 8.6。

⑤ 戴入后评估：右眼矫正视力 1.2，左眼矫正视力 0.8。

⑥ 裂隙灯下检查：右眼镜片配适良好，左眼镜片配适良好。

⑦ 轴向评估：右眼片标居中，左眼片标右偏20°（图 9-2）。

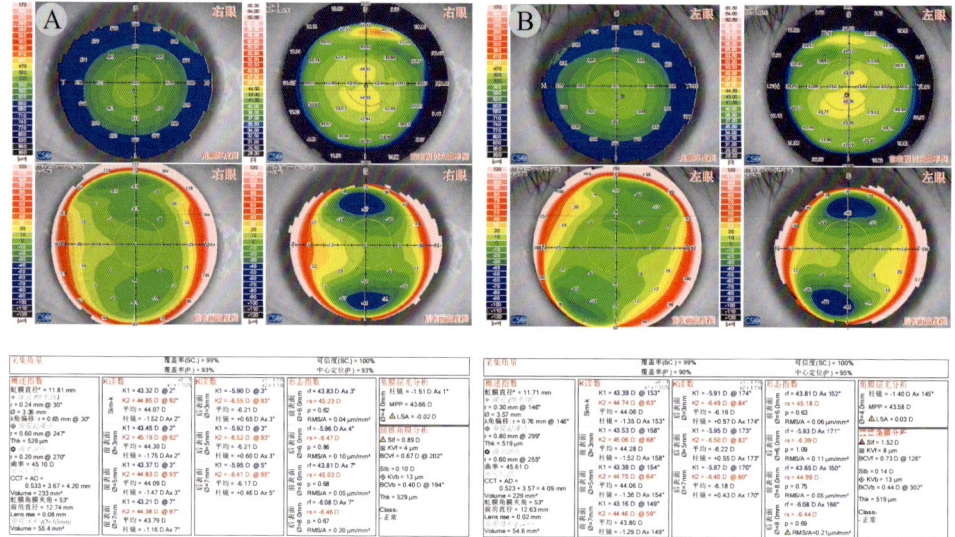

A. 右眼角膜地形图检查结果；B. 左眼角膜地形图检查结果。

图 9-1　双眼角膜地形图结果

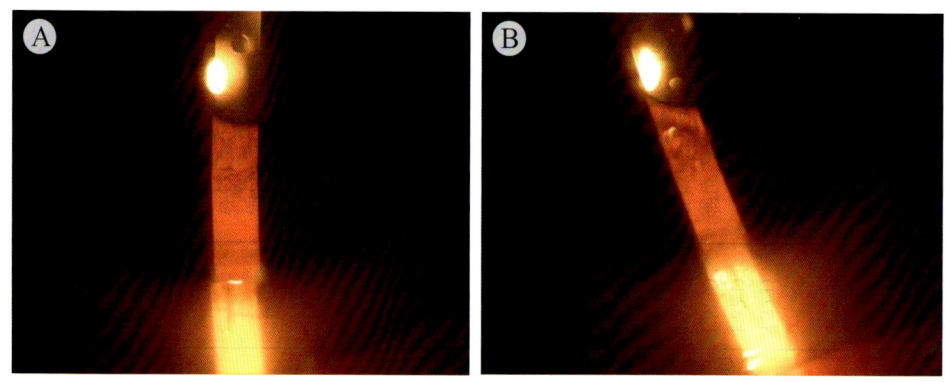

A. 右眼片标；B. 左眼片标。

图 9-2　双眼片标位置

⑧按照 LARS 法则，调整左眼处方，即左眼 140°－20°＝120°。

⑨调整左眼镜片处方：-3.00/-1.75×120。

⑩戴入后评估：右眼矫正视力 1.2，左眼矫正视力 1.2。

⑪裂隙灯下检查：右眼镜片配适良好，左眼镜片配适良好。

⑫轴向评估：右眼片标居中，左眼片标仍然右偏 20°（图 9-3）。

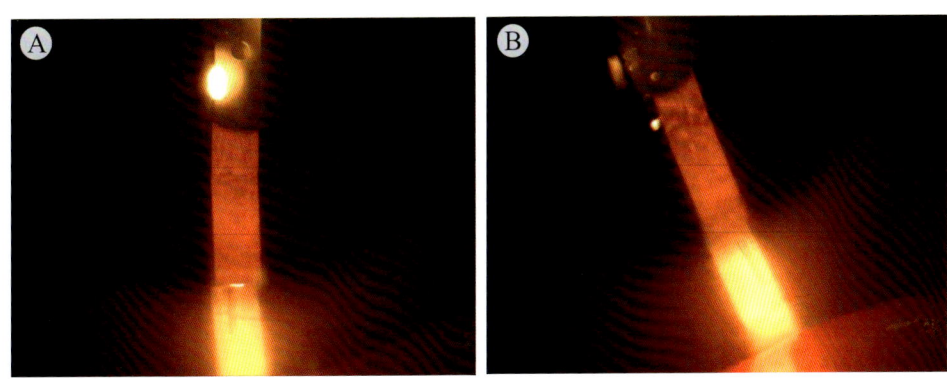

A. 右眼片标；B. 左眼片标。
图9-3 调整后双眼片标位置

案例总结：患者左眼为斜轴散光，容易产生镜片旋转问题。本案例片标向右偏转，按照LARS法则调整镜片后，双眼配适良好，轴位稳定，矫正视力良好，患者感受满意。左眼片标依旧右偏20°，这意味着通过LARS法则对环曲面软性角膜接触镜处方进行调整后，并未改变其与角膜的匹配状态。

2. 处方不正确导致的视物模糊

验光过程操作不当出现过矫、欠矫、散光，以及使用十字分解法后镜眼距离换算不正确等情况，导致环曲面软性角膜接触镜处方不正确，将会出现验配后视物模糊。

此时应该重新在综合验光仪上做主觉验光，进一步确认验光结果并正确进行镜眼距离换算。充分试戴后再次戴镜验光，给予正确的环曲面软性角膜接触镜处方，杜绝屈光度错误。

3. 看远时视物清楚，看近时视物模糊

配戴环曲面软性角膜接触镜后，由于散光得到充分矫正，大大提高了视觉质量。但偶尔有人存在看远时视物清楚，看近时视物反而模糊，其原因及处理方法如下。

①屈光度过矫：通过戴镜验光确认，再重新验光，按照新处方度数验配

环曲面软性角膜接触镜。

②年龄＞40岁时，可能患有老视：看近时需配戴阅读镜。

③可能有调节功能不足：需检查调节幅度、正负相对调节、调节灵活度等，存在异常时，需增加调节功能训练。

4. 配适过松或过紧导致的视物模糊

当镜片配适过松时，镜片定位不良，瞬目后镜片下滑，光学区不在瞳孔区，且镜片更易旋转，从而导致视物模糊。

当镜片配适过紧时，瞬目前模糊，瞬目后泪液透镜被挤压出去，使镜片更贴合角膜，因而瞬间视物清晰。

处理方法：镜片配适过松，可减少镜片基弧或增加镜片直径；镜片配适过紧，可增加镜片基弧或减少镜片直径。

当前，在市场常见的软性角膜接触镜品牌订片范围里，同一款镜片的基弧与直径可选择的范围较为有限。所以在实际操作过程中，一旦某款镜片的配适呈现出过松或过紧等不可接受的状况，视光师应考虑更换为其他镜片，以保障配戴的安全性与舒适性。

第二节 戴镜后其他不适的原因及处理

验配环曲面软性角膜接触镜时，镜片的材料、设计、配适、矫正视力和舒适度均会影响验配的成功率。随着科学技术的进步，环曲面软性角膜接触镜设计更加先进，能有效控制镜片厚度，提升舒适度。不可忽视的是，视觉质量会对环曲面软性角膜接触镜配戴的舒适度构成影响。准确和稳定的定位能带来更好的视觉质量，同时配戴体验的舒适度也会更高。

镜片戴入后需要保持稳定，并有良好的中心定位、移动度，还要能获得良好的双眼视觉和舒适度。若配戴环曲面软性角膜接触镜后异物感明显，患者容易放弃配戴。

1. 配戴环曲面软性角膜接触镜后产生异物感的原因和处理方案

①镜片产生的异物感：戴镜初期未完全适应，一般需适应1～2周。

②镜片配适过松：镜片活动度过大，物理性摩擦产生的异物感，处理方案参考本章第一节第4点。

③镜片配适过紧：镜片甚至黏附在角膜上，戴镜初期可无不适，配戴一段时间后可出现不同程度的异物感，处理方案参考本章第一节第4点。

④镜片接触下眼睑产生异物感（通常发生于采用棱镜垂重设计的环曲面软性角膜接触镜）：增大镜片直径，形成更好的睑内配适；更换其他稳定式设计，如周边棱镜垂重设计或双薄周边设计；仍有异物感且不能缓解，可以尝试更换环曲面软性角膜接触镜的材质。

⑤镜片正反面戴反：初戴者正反面易混淆，有时会戴反，容易导致异物感，需取下镜片，仔细辨认正反面，重新戴入。

2. 配戴环曲面软性角膜接触镜后其他不适的原因和处理方案

①散光欠矫或误矫：导致头晕、视物变形等症状。戴片后，要检查配适情况，并做戴镜验光，确定准确的配镜处方。

②戴镜后出现干涩感：适当减少配戴时长，也可配合点用不含防腐剂的人工泪液或润眼液提高舒适度，或者更换其他品牌镜片配戴。

③眼睛发红、疼痛等不适：立即取下镜片并检查眼部情况，必要时及时至眼科医院就诊。

附　录

附录 1　环曲面软性角膜接触镜验配处方测算案例

案例：患者，女性，24 岁。通过检查发现适合配戴软性角膜接触镜。

①屈光检查：右眼（框架）–5.00/–2.00×180。

②分析：该患者散光度数超过 –0.75 DC，在使用软性接触镜时优先建议配戴环曲面软性角膜接触镜。

③接触镜处方计算方法：将框架处方转换为光学十字；两个方向分别根据公式法、经验法或查表法进行处方换算；得到的新光学十字重新转换为球柱处方，即环曲面角膜接触镜试戴镜片处方。

1. **公式法**（附图 1-1）

$F_{CL} = F/(1-dF)$。

其中，F_{CL} 为接触镜度数；F 为框架眼镜度数；d 为镜眼距（本例按 0.012 m 计算）。

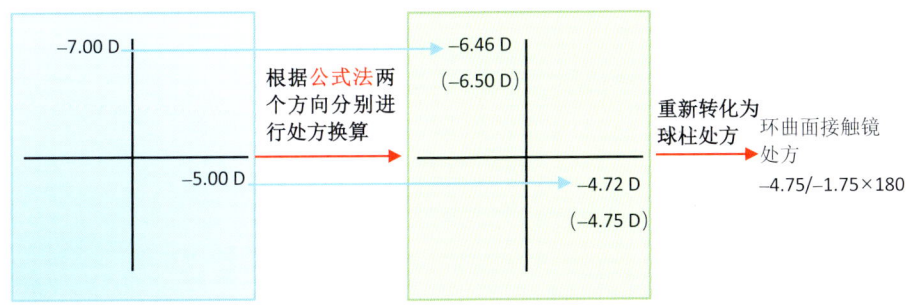

附图 1-1　光学十字公式法计算环曲面软性角膜接触镜处方

垂直方向的计算结果为 –6.46 D，根据公式法所得接触镜顶点屈光度尾数取舍表，上靠到 –6.50 D；水平方向的计算结果为 –4.72 D，根据公式法所得接触镜顶点屈光度尾数取舍表，上靠到 –4.75 D。公式法所得接触镜顶点屈光度尾数取舍方法如附表 1-1 所示。

附表 1-1　公式法所得接触镜顶点屈光度尾数取舍方法

单位：D

小数尾数	取舍方法	小数尾数	取舍方法
0.01～0.16	下靠 0.00	0.51～0.66	下靠 0.50
0.17～0.24	上靠 0.25	0.67～0.74	上靠 0.75
0.26～0.41	下靠 0.25	0.76～0.91	下靠 0.75
0.42～0.49	上靠 0.50	0.92～0.99	上靠 1.00

2. 经验法（附图 1-2）

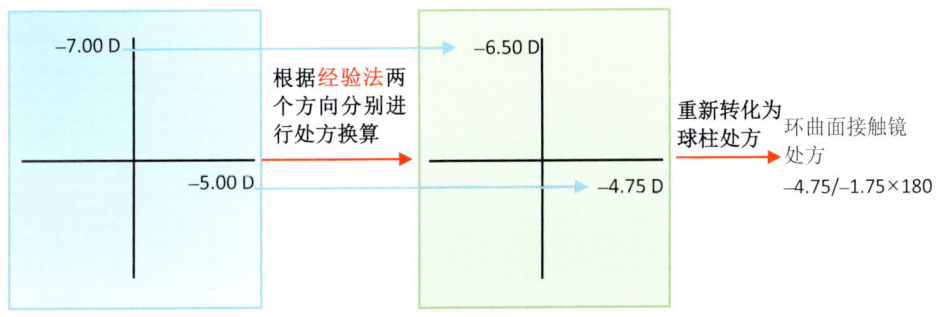

附图 1-2　光学十字经验法计算环曲面软性角膜接触镜处方

垂直方向为 –7.00 D，通过经验法，减 –0.50 D，结果为 –6.50 D；水平方向为 –5.00 D，通过经验法，减 –0.25 D，结果为 –4.75 D。经验法处方换算方法如附表 1-2 所示。

附表 1-2　经验法处方换算方法

单位：D

框架眼镜度数	换算角膜接触镜度数 （远视为 +；近视为 –）	框架眼镜度数	换算角膜接触镜度数 （远视为 +；近视为 –）
4.00 ～ 5.00	± 0.25	10.25 ～ 11.00	± 1.25
5.25 ～ 7.00	± 0.50	11.25 ～ 12.00	± 1.50
7.25 ～ 9.00	± 0.75	12.25 ～ 13.00	± 1.75
9.25 ～ 10.00	± 1.00	13.25 ～ 14.00	± 2.00

3. 查表法（附图 1-3）

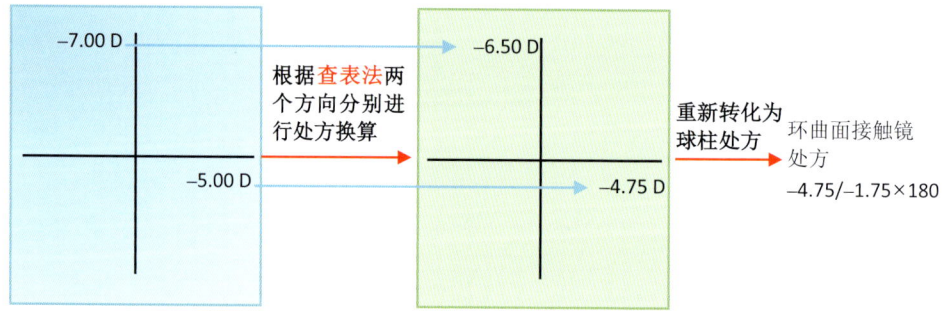

附图 1-3　光学十字查表法计算环曲面软性角膜接触镜处方

垂直方向为 –7.00 D，通过查表得到的结果为 –6.50 D；水平方向为 –5.00 D，通过查表得到的结果为 –4.75 D。尾数取舍规则同公式法。框架眼镜度数与接触镜度数换算如附表 1-3 所示。

附表 1-3　框架眼镜度数与接触镜度数换算

单位：D

框架眼镜度数	角膜接触镜度数		框架眼镜度数	角膜接触镜度数		框架眼镜度数	角膜接触镜度数	
	近视	远视		近视	远视		近视	远视
4.00	−3.82	+4.20	11.75	−10.30	+13.68	19.50	−15.80	+25.46
4.25	−4.04	+4.48	12.00	−10.49	+14.02	19.75	−15.97	+25.88
4.50	−4.27	+4.76	12.25	−10.68	+14.36	20.00	−16.13	+26.32
4.75	−4.49	+5.04	12.50	−10.67	+14.71	20.25	−16.29	+26.75
5.00	−4.72	+5.32	12.75	−11.06	+15.05	20.50	−16.45	+27.19
5.25	−4.94	+5.60	13.00	−11.25	+15.40	20.75	−16.61	+27.63
5.50	−5.16	+5.89	13.25	−11.43	+15.76	21.00	−16.77	+28.07
5.75	−5.38	+6.18	13.50	−11.62	+16.11	21.25	−16.93	+28.52
6.00	−5.60	+6.47	13.75	−11.80	+16.47	21.50	−17.09	+28.98
6.25	−5.81	+6.76	14.00	−11.99	+16.83	21.75	−17.25	+29.43
6.50	−6.03	+7.05	14.25	−12.17	+17.19	22.00	−17.41	+29.89
6.75	−6.24	+7.34	14.50	−12.35	+17.55	22.25	−17.56	+30.35
7.00	−6.46	+7.64	14.75	−12.53	+17.92	22.50	−17.72	+30.82
7.25	−6.67	+7.94	15.00	−12.71	+18.29	22.75	−17.87	+31.29
7.50	−6.88	+8.24	15.25	−12.89	+18.67	23.00	−18.03	+31.77
7.75	−7.09	+8.54	15.50	−13.07	+19.04	23.25	−18.18	+32.25
8.00	−7.30	+8.85	15.75	−13.25	+19.42	23.50	−18.33	+32.73
8.25	−7.51	+9.16	16.00	−13.42	+19.80	23.75	−18.48	+33.22
8.50	−7.71	+9.47	16.25	−13.60	+20.19	24.00	−18.63	+33.71
8.75	−7.92	+9.78	16.50	−13.77	+20.57	24.25	−18.78	+34.20
9.00	−8.12	+10.09	16.75	−13.95	+20.96	24.50	−18.83	+34.70
9.25	−8.33	+10.40	17.00	−14.12	+21.36	24.75	−19.08	+35.21
9.50	−8.53	+10.72	17.25	−14.29	+21.75	25.00	−19.23	+35.71
9.75	−8.73	+11.04	17.50	−14.46	+22.15	25.25	−19.38	+36.23
10.00	−8.93	+11.36	17.75	−14.63	+22.55	25.50	−19.53	+36.74
10.25	−9.13	+11.69	18.00	−14.80	+22.96	25.75	−19.67	+37.26
10.50	−9.33	+12.01	18.25	−14.97	+23.37	26.00	−19.82	+37.79
10.75	−9.52	+12.34	18.50	−15.14	+23.78	26.25	−19.96	+38.32
11.00	−9.72	+12.67	18.75	−15.31	+24.19	26.50	−20.11	+38.86
11.25	−9.91	+13.01	19.00	−15.47	+24.61	26.75	−20.25	+39.40
11.50	−10.11	+13.34	19.25	−15.64	+25.03	27.00	−20.39	+39.94

在实际验配中，库存镜片规格在柱镜度数上常常会有限制，例如最高到 2.25 D。为了适应常规库存规格，若换算后的处方中柱镜光度超过 2.25 D，可考虑将残余柱镜光度进行等效球镜换算，将残余柱镜 1/2 量值加到球镜光度上。例如，验光处方为 –2.00/–3.00×180，顶点光度换算法如附图 1-4 所示，换算后的环曲面软性角膜接触镜处方应为 –2.00/–2.75×180，在等效球镜换算后可试用处方 –2.25/–2.25×180。

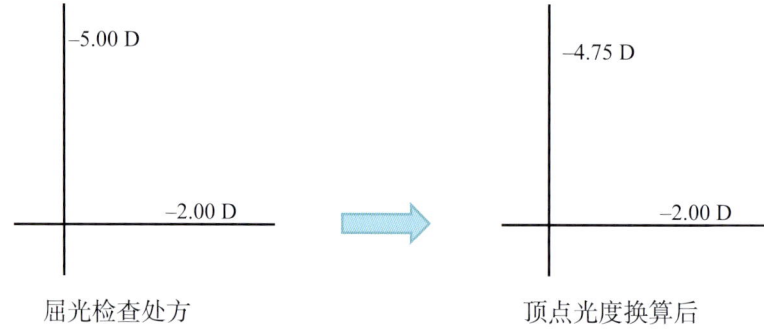

附图 1-4　顶点光度换算法

附录 2 环曲面软性角膜接触镜验配流程实践案例

案例：患者，女性，35岁。配戴框架眼镜3年余，喜欢打羽毛球，为运动方便，想配戴接触镜，遂来咨询。无影响眼部的全身病史，无眼病史，未配戴过角膜接触镜，理解能力良好，依从性良好。

①眼前节检查：睑裂区球结膜充血1级，BUT为10 s。HVID为12.5 mm（右眼与左眼相同）。

②角膜曲率仪检查：右眼 44.00（7.67 mm）/43.25（7.8 mm）@80；左眼 44.50（7.58 mm）/43.00（7.85 mm）@110。

③综合验光：右眼 –5.00/–0.75×80，矫正视力1.0；左眼 –6.00/–1.50×110，矫正视力1.0。

分析如下。

①患者因喜欢运动，配戴接触镜主观意愿强烈，理解能力及依从性良好，散光≥0.75 DC。可以推荐环曲面软性角膜接触镜。

②镜片类型选择：a.因该患者睑裂区球结膜充血1级，考虑为眼干所致，建议配戴保湿性好的镜片；b.因该患者散光均为角膜散光，推荐使用后表面环曲面镜片。双眼散光来源分析如附表2-1所示。

附表2-1 双眼散光来源分析

散光的组成	OD	OS
全散光	–0.75×80	–1.50×110
角膜散光	–0.75×80	–1.50×110
眼内散光	0	0

③参数选择。

双眼角膜接触镜处方建议如附表 2-2 所示。

附表 2-2　双眼角膜接触镜处方建议

参数	OD	OS
直径（HVID+2，mm）	14.5	14.5
基弧（$K_{平均} \times 1.1$，mm）	8.5085（选 8.6）	8.4865（选 8.6）
度数（经验法）	−4.75/−0.75 × 80	−5.50/−1.25 × 110

④双眼配适评估及调整（附表 2-3）。

附表 2-3　双眼配适评估及调整

配适评估项目	OD	OS
第一副试戴镜片	** 品牌 ** 系列：14.5/8.6/（−3.00/−0.75 × 90）	** 品牌 ** 系列：14.5/8.6/（−3.00/−1.25 × 90）
舒适度	极小异物感，4 分	极小异物感，4 分
视力	0.6	0.4
中心定位	镜片覆盖瞳孔区中央，鼻侧和颞侧超出角膜缘的范围基本相同	镜片覆盖瞳孔区中央，鼻侧和颞侧超出角膜缘的范围基本相同
覆盖度	各个眼位均能完全覆盖	各个眼位均能完全覆盖
移动度	眨眼后镜片有适当的移动	眨眼后镜片有适当的移动
松紧度	下睑上推无阻力，镜片匀速平滑地恢复至原位	下睑上推无阻力，镜片匀速平滑地恢复至原位
下垂度	下垂适量	下垂适量
松紧度配适结果	配适良好	配适良好
片标偏转方向	逆时针偏转	顺时针偏转
片标偏转角度	10°	20°

⑤确定双眼最终处方（附表 2-4）。

附表 2-4　双眼最终处方

参数	OD	OS
直径（mm）	14.5	14.5
基弧（mm）	8.6	8.6
度数	−4.75/−0.75 × 70	−5.50/−1.25 × 130

⑥随访：戴镜 1 天及 1 周后随访，患者因获得良好的视力和舒适性而感到满意。

结论：环曲面软性角膜接触镜是该患者接触镜矫正的最佳选择。

附录 3　重要眼部参数测量

重要眼部参数测量如附表 3-1 所示。

附表 3-1　重要眼部参数测量

测量内容	检查方法	检查图示
水平可视虹膜直径（HVID）	方法一（瞳距尺+笔灯）：用瞳距尺配合笔灯进行测量，经瞳孔中央从鼻侧角巩膜缘量到颞侧角巩膜缘获得水平可见虹膜直径，从上方角膜缘量到下方角膜缘而获得垂直可见虹膜直径，单位为毫米（mm）	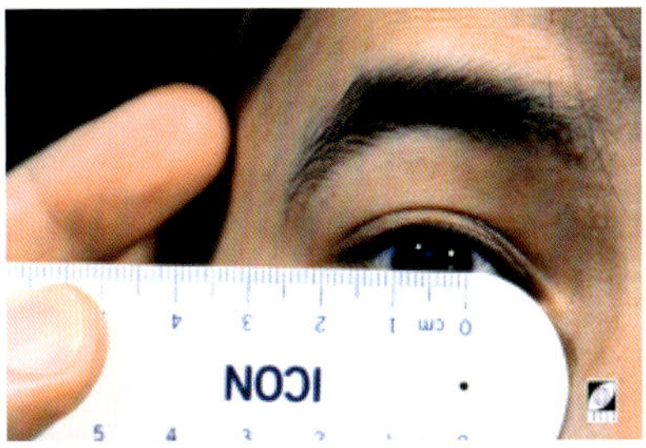
	方法二（电脑验光仪测量）：使用电脑验光仪上角膜直径及瞳孔直径测量模式进行测量	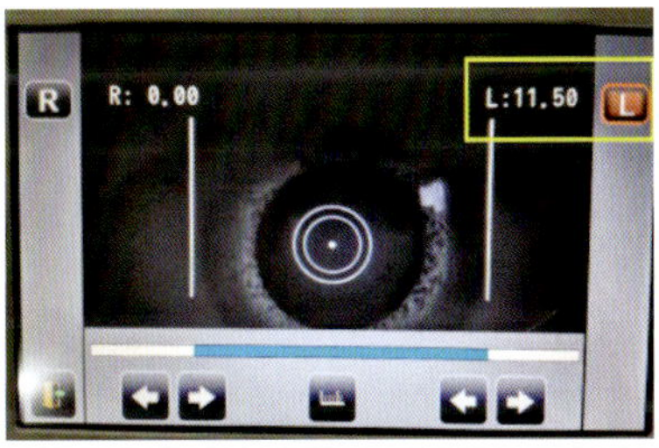
	方法三（角膜地形图测量）：通过角膜地形图拉线获得角膜直径	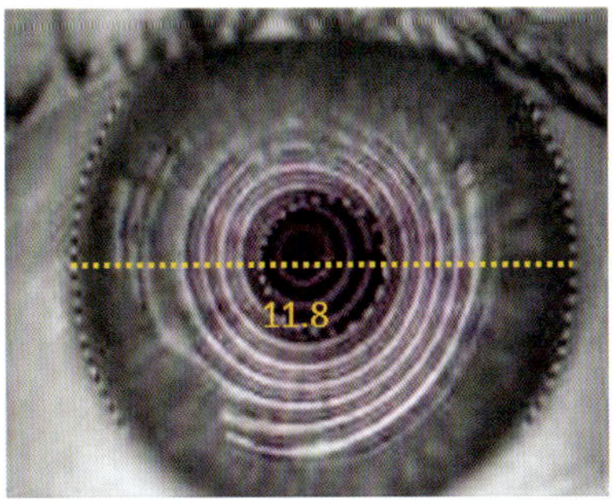
瞳孔直径（标准室内照明）	在标准室内照明条件下，用毫米尺经瞳孔中央从鼻侧量到颞侧	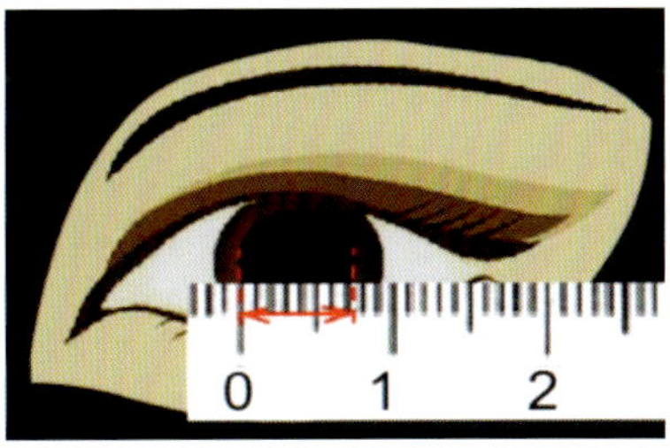

续表

测量内容	检查方法	检查图示
瞳孔直径（暗照明状态）	方法一：使用紫外线灯配合有清晰荧光标记的尺在暗照明下测量瞳孔的大小	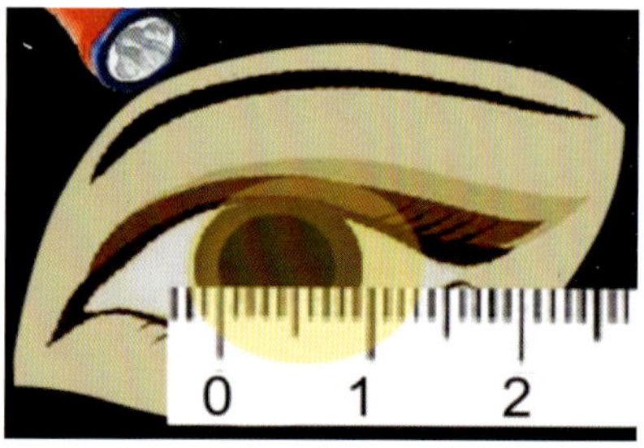
	方法二：选择一个光源，将光束对准瞳孔扫过，配合瞳距尺在瞳孔还未来得及缩小的情况下快速读数	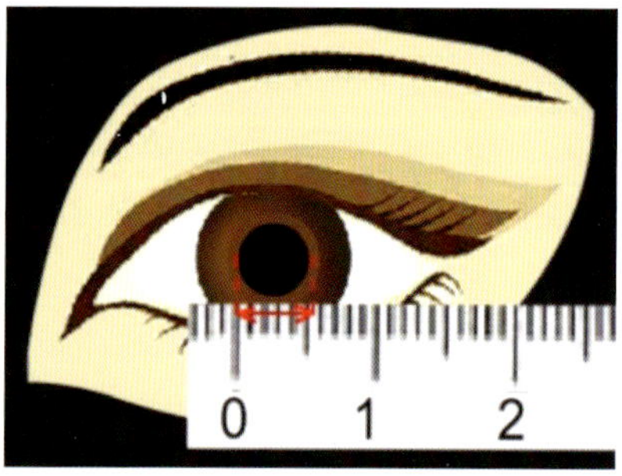
垂直方向的睑裂高度	测量经过瞳孔中央的上下睑缘间距：被测者与测量者对坐，被测者平视前方，测量者用直尺测量，测量3次后取平均值	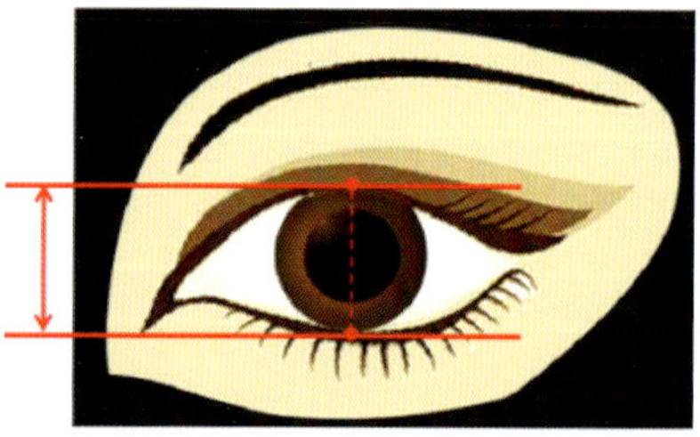
眼睑张力	眼睑张力至今尚无较为精确的测量方法。Swarbrick和Holder的测量方法如下：让被检者向下注视，轻柔地抓住睫毛将上睑向外拉，主观地将阻力从+3（非常紧）到-3（非常松）进行分级	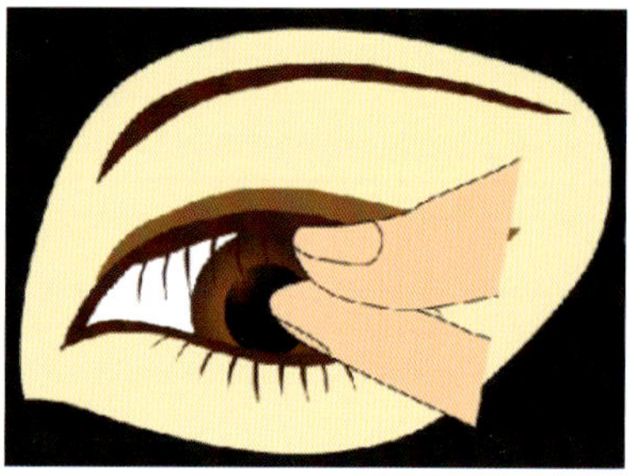

附录 4　环曲面软性角膜接触镜验配沟通答疑

1. 散光患者目前配戴球镜自我体验效果良好，对于配戴环曲面软性角膜接触镜意愿度不高

建议：引导患者了解选择球镜矫正散光是一种"妥协"的视觉矫正方案，其散光并不能被完全矫正，长时间戴镜仍旧会出现视疲劳、眼干、头痛等不适症状，即便是低度散光，对视力也有一定的影响。因此，针对 0.75 D 及以上的散光，建议选择环曲面软性角膜接触镜。视光师在验光检查过程中，可对比散光矫正和散光未矫正的视觉效果，从而让患者体验散光矫正带来的清晰视力，以增加患者验配环曲面软性角膜接触镜的意愿和积极性。

2. 目前部分视光师认为验配环曲面软性角膜接触镜的流程比较麻烦，更多考虑等效球镜来矫正散光

建议：鉴于散光人群数量庞大，对视觉矫正的需求也在提高，使用环曲面软性角膜接触镜矫正散光将成为专业趋势。验配流程和普通球性角膜接触镜的验配流程基本一致，只需要额外在配适评估时检查镜片片标是否在正确的位置上即可，二者所需要的验配时间几乎没有差别。先进的镜片设计和实用工具不断出现，也使验配更迅速、更准确。

3. 目前眼镜门店环曲面软性角膜接触镜库存有限，患者觉得取货周期长，需要等待，不能立刻取件，所以转为考虑其他散光矫正方案

建议：因环曲面角膜接触镜涉及球镜、柱镜、轴位，因此零售端无法配备如此庞大的镜片库存，只能从厂家仓库发货。目前各厂家仓库备有常规处方镜片，物流快递可在最短时间内运送到店或家。为了获得更清晰、舒适、持久的视力，少许的等待是值得的。

4. 患者不知在何种情况下选择环曲面软性角膜接触镜

建议：患者反馈在看远（如远眺、驾驶）时有模糊、重影，看近时出现阅读速度下降、长时间视疲劳，甚至出现头晕等症状，应进行屈光检查。针对 0.75 DC 及以上的散光建议选择环曲面软性角膜接触镜。

5. 患者反馈环曲面软性角膜接触镜处方和框架眼镜处方不一样

建议：引导患者了解这两种方式在矫正散光的效果上是基本相同的，之所以在处方上有所不同，主要是镜眼距的原因，接触镜的光度需要在验光处方中进行换算。近视患者验配软性角膜接触镜的光度比框架眼镜光度略低一些，远视则相反，因此会出现环曲面软性角膜接触镜的处方与框架眼镜处方不一样的情况。

附录 5　市售主要环曲面软性角膜接触镜参数

市售主要环曲面软性角膜接触镜参数如附表 5-1 所示。

附录

附表 5-1 市售主要环曲面软性角膜接触镜参数

品牌	产品名称	规格/盒	球镜光度范围	柱镜光度范围	柱镜轴位范围（轴位单位：°）	材料	含水量	DK/t值 [×10⁻⁹ (cm/s) [mLO₂/(mL× mmHg)]]	基弧 (mm)	直径 (mm)	中心厚度 (mm@ -3.00 D)
库博光学	美怡天® 硅水凝胶散光（日抛）	30片	0.00～-10.00 D (-6.00 D以上每 0.50 D 递增一级)	-0.75 D, -1.25 D, -1.75 D, -2.25 D	柱镜：-0.75 D, -1.25 D, -1.75 D; 轴位：160～20&70～110; 柱镜：-2.25 D 轴位：10、20、90、160、170、180	Stenfilcon A（硅水凝胶）	54%	80	8.6	14.5	0.10
	佰视明® 硅水凝胶散光（月抛）	3片	+8.00～-10.00 D (-6.00 D以上每 0.50 D 递增一级)	-0.75 D, -1.25 D, -1.75 D, -2.25 D	轴位：10～180（每10° 一级）	Comfilcon A（硅水凝胶）	48%	116	8.7	14.5	0.11
	倍明视® Pro散光（日抛）	30片	0.00～-10.00 D (-6.00 D以上每 0.50 D 递增一级)	-0.75 D, -1.25 D, -1.75 D	球镜：0.00～-7.00 D 柱镜：-0.75 D, -1.25 D, -1.75 D 轴位：20、90、160、180; 球镜：-7.50～-10.00 D 柱镜：-0.75 D, -1.25 D, -1.75 D 轴位：90、180	Ocufilcon D（水凝胶）	55%	18	8.7	14.5	0.109
爱尔康	舒视氧® Pro散光（月抛）	3片	0.00～-10.00 D (-6.00 D以上每 0.50 D 递增一级)	-0.75 D, -1.25 D, -1.75 D, -2.25 D	轴位：10～180（每10° 一级）	Lotrafilcon B（硅水凝胶）	33%	110	8.7	14.5	0.102
	轻澈® 散光（日抛）	30片	+4.00～-8.00 D (-6.00 D以上每 0.50 D 递增一级)	-0.75 D, -1.25 D, -1.75 D, -2.25 D	轴位：10～180（每10° 一级）	Verofilcon A（硅水凝胶）	51%	90	8.5	14.5	0.10

55

续表

品牌	产品名称	规格/盒	球镜光度范围	柱镜光度范围	柱镜轴位范围（轴位单位：°）	材料	含水量	DK/t值 [×10⁻⁹ (cm/s) [mLO₂/ (mL× mmHg)]]	基弧 (mm)	直径 (mm)	中心厚度 (mm@ -3.00 D)
安视优	欧舒适®散光（日抛）	30片	+4.00~-9.00 D (-6.00 D以上每0.50 D递增一级)	-0.75 D、-1.25 D、-1.75 D、-2.25 D	球镜：0.00~-6.00 D 柱镜：-0.75 D、-1.25 D、-1.75 D 轴位：10~180（每10° 一级）； 柱镜：-2.25 D 轴位：10、20、70、80、90、100、110、160、170、180 球镜：-6.50~-9.00 D 柱镜：-0.75 D、-1.25 D、-1.75 D 轴位：10、20、70、80、90、100、110、160、170、180 球镜：+0.25~+4.00 D 柱镜：-0.75 D、-1.25 D、-1.75 D 轴位：10、20、70、80、90、100、110、160、170、180	Senofilcon A（硅水凝胶）	38%	121	8.5	14.3	0.08
	舒日®散光（日抛）	30片	0.00~-9.00 D (-6.00 D以上每0.50 D递增一级)	-0.75 D、-1.25 D、-1.75 D、-2.25 D	球镜：0.00~-6.00 D 柱镜：-0.75 D、-1.25 D、-1.75 D 轴位：0~180（每10° 一级）； 柱镜：-2.25 D 轴位：10、20、70、80、90、100、110、160、170、180 球镜：-6.50~-9.00 D 柱镜：-0.75 D、-1.25 D、-1.75 D 轴位：10、20、70、80、90、100、110、160、170、180	Etafilcon A（水凝胶）	59%	23.8	8.6	14.5	0.09

续表

品牌	产品名称	规格/盒	球镜光度范围	柱镜光度范围	柱镜轴位范围（轴位单位：°）	材料	含水量	DK/t值（×10⁻⁹）(cm/s)[mLO₂/(mL×mmHg)]	基弧（mm）	直径（mm）	中心厚度（mm@-3.00 D）
安视优	欧舒适®散光（2周抛）	6片	+6.00～-9.00 D（-6.00 D以上每0.50 D递增一级）	-0.75 D，-1.25 D，-1.75 D，-2.25 D，-2.75 D	球镜：+0.25～+6.00 D 柱镜：-0.75 D，-1.25 D，-1.75 D 轴位：10、20、70、80、90、100、110、160、170、180 球镜：0.00～-6.00 D 柱镜：-0.75 D，-1.25 D，-1.75 D； 轴位：10～180（每10° 一级） 柱镜：-2.25 D，-2.75 D 轴位：10、20、70、80、90、100、110、160、170、180 球镜：-6.50～-9.00 D 柱镜：-0.75 D，-1.25 D 轴位：10～180（每10° 一级）； 柱镜：-1.75 D，-2.25 D，-2.75 D 轴位：10、20、170、180	Senofilcon A（硅水凝胶）	38%	129	8.6	14.5	0.08
博士伦	清朗™散光（月抛）	3片	0.00～-9.00 D（-6.00 D以上每0.50 D递增一级）	-0.75 D，-1.25 D，-1.75 D，-2.25 D，-2.75 D	轴位：10～180（每10° 一级）	Alphafilcon A（水凝胶）	66%	16	8.5	14.5	0.195
博士伦	纯视®2代散光（月抛）	3片	+6.00～-9.00 D（-6.00 D以上每0.50 D递增一级）	-0.75 D，-1.25 D，-1.75 D，-2.25 D	轴位：10～180（每10° 一级）	Balafilcon A（硅水凝胶）	36%	91	8.9	14.5	0.099

续表

品牌	产品名称	规格/盒	球镜光度范围	柱镜光度范围	柱镜轴位范围（轴单位：°）	材料	含水量	DK/t值 [×10⁻⁹ (cm/s) (mLO₂/(mL×mmHg)]]	基弧 (mm)	直径 (mm)	中心厚度 (mm@ -3.00 D)
博士伦	清朗™ 一日散光（日抛）	30片	0.00～-9.00 D (-6.00 D以上每0.50 D递增一级)	-0.75 D、-1.25 D、-1.75 D	轴位：20、90、160、180	Hilafilcon B（水凝胶）	59%	17.6	8.6	14.2	0.125
博士伦	博乐纯散光（日抛）	30片	0.00～-9.00 D (-6.00 D以上每0.50 D递增一级)	-0.75 D、-1.25 D、-1.75 D、-2.25 D、-2.75 D	球镜：0.00～-6.00 D 柱镜：-0.75 D、-1.25 D、-1.75 D 轴位：10～180（每10° 一级）；柱镜：-2.25 D 轴位：10、20、70、80、90、100、110、160、170、180；柱镜：-2.75 D 轴位：10、20、90、160、170、180 球镜：-6.50～-9.00 D 柱镜：-0.75 D、-1.25 D、-1.75 D 轴位：10、20、60、70、80、90、100、110、120、160、180；柱镜：-2.25 D 轴位：10、20、90、160、170、180	Nesofilcon 超水凝胶	78%	42	8.4	14.5	0.100
海昌	海昌锐视散光（年抛）	瓶装片、独立包装	+5.00～-20.00 D（每0.25 D递增一级）	-0.25～-5.00 D（间距 0.25 D）	轴位：10～180（每10° 一级）	水凝胶	38%	7.1	8.0、8.3、8.6、8.9	14.4	0.09

注：表中数据根据公开信息整理，仅供参考。

参考文献

[1] YOUNG G, SULLEY A, HUNT C. Prevalence of astigmatism in relation to soft contact lens fitting[J]. Eye Contact Lens, 2011, 37（1）: 20-25.

[2] HOLDEN B A. The principles and practice of correcting astigmatism with soft contact lenses[J]. Aust J Optom, 1975, 58: 279-299.

[3] ZHANG J, WU Y, SHARMA B, et al. Epidemiology and burden of astigmatism: a systematic literature review[J]. Optom Vis Sci, 2023, 100（3）: 218-231.

[4] LEUNG T W, LAM A K, DENG L, et al. Characteristics of astigmatism as a function of age in a Hong Kong clinical population[J]. Optom Vis Sci, 2012, 89（7）: 984-992.

[5] O'DONOGHUE L, RUDNICKA A R, MCCLELLAND J F, et al. Refractive and corneal astigmatism in white school children in northern ireland[J]. Invest Ophthalmol Vis Sci, 2011, 52（7）: 4048-4053.

[6] HARVEY E M, MILLER J M, TWELKER J D, et al. Longitudinal change and stability of refractive, keratometric, and internal astigmatism in childhood[J]. Invest Ophthalmol Vis Sci, 2014, 56（1）: 190-198.

[7] 瞿佳. 眼视光学理论与方法[M]. 3版. 北京: 人民卫生出版社, 2018.

[8] READ M, NAVASCUES-CORNAGO M, ORSBORN G, et al. Visual performance of soft toric contact lenses over a range of levels of low to moderate astigmatism[J]. Contact lens update, 2024, 6（19）: 10.

[9] WATANABE K, NEGISHI K, KAWAI M, et al. Effect of experimentally induced astigmatism on functional, conventional, and low-contrast visual acuity[J]. J Refract Surg, 2013, 29（1）: 19-24.

[10] KOBASHI H, KAMIYA K, SHIMIZU K, et al. Effect of axis orientation on visual performance in astigmatic eyes[J]. J Cataract Refract Surg, 2012, 38: 1352-1359.

[11] LITTLE J A, MOLLOY J, SAUNDERS K J. The differing impact of induced astigmatic blur on crowded and uncrowded paediatric visual acuity charts[J]. Ophthalmic Physiol Opt, 2012, 32: 492-500.

[12] READ S A, VINCENT S J, COLLINS M J. The visual and functional impacts of astigmatism and its clinical management[J]. Ophthalmic Physiol Opt, 2014, 34（3）: 267-294.

[13] SAWIDES L, MARCOS S, RAVIKUMAR S, et al. Adaptation to astigmatic blur[J]. J Vis, 2010, 10（12）: 22.

[14] CHEN S I, HOVE M, MCCLOSKEY C L, et al. The effect of monocularly and binocularly induced astigmatic blur on depth discrimination is orientation dependent[J]. Optom Vis Sci, 2005, 82: 101-113.

[15] ARAYANASAMY S, VINCENT S J, SAMPSON G P, et al. Simulated astigmatism impairs academic-related performance in children[J]. Ophthalmic Physiol Opt, 2015, 35（1）: 8-18.

[16] WILLS J, GILLETT R, EASTWELL E, et al. Effect of simulated astigmatic refractive error on reading performance in the young[J]. Optom Vis Sci, 2012, 89: 271-276.

[17] CASAGRANDE M, BAUMEISTER M, BÜHREN J, et al. Influence of additional astigmatism on distance-corrected near visual acuity and reading performance[J]. Br J Ophthalmol, 2014, 98: 24-29.

[18] ROSENFIELD M, HUE J E, HUANG R R, et al. The effects of induced oblique astigmatism on symptoms and reading performance while viewing a computer screen[J]. Ophthalmic Physiol Opt, 2012, 32: 142-148.

[19] ABRAHAMSSON M, SJOSTRAND J. Astigmatic axis and amblyopia in childhood[J]. Acta Ophthalmol Scand, 2003, 81: 33-37.

[20] COTTER S A, VARMA R, TARCZY-HORNOCH K, et al. Risk factors associated with childhood strabismus: the multi-ethnic pediatric eye disease and Baltimore pediatric eye disease studies[J]. Ophthalmology, 2011, 118: 2251-2261.

[21] OPACIĆ K C. Correcting astigmatism with contact lenses[J]. Acta Clin Croat, 2012, 51（2）: 305-307.

[22] 吕帆. 接触镜学[M]. 3版. 北京：人民卫生出版社, 2021.